青少年体质健康丛书 | 丛书主编　林文弢



# 青少年眼健康与体育锻炼

林文弢　彭燕群　/ 主编

科 学 出 版 社
北 京

## 内 容 简 介

近年来，我国各级政府高度重视青少年儿童视力健康问题，连续颁布了《综合防控儿童青少年近视实施方案》和《儿童青少年近视防控适宜技术指南》等文件，为防控青少年视力不良提供了关键的技术指引与政策支撑。本书响应国家号召，首先分析了国内外青少年眼健康的基本情况；介绍了眼睛的结构与功能，眼睛的正常生长发育情况与规律；列举了眼健康的评价指标与方法；陈述了眼健康与营养的关系，提供了改善眼健康的营养方法；重点介绍了运动保护眼健康的方法，为青少年眼健康提供理论基础和科学运动保护眼睛的实用方法。本书为“科学运动综合防控青少年眼视力下降研究团队”的近期研究成果。

本书适合青少年、家长及青少年教育工作者、社区工作者阅读。

**图书在版编目（CIP）数据**

青少年眼健康与体育锻炼/林文弢，彭燕群主编. —北京：科学出版社，2021.3

（青少年体质健康丛书/林文弢主编）

ISBN 978-7-03-068400-4

Ⅰ. ①青… Ⅱ. ①林…②彭… Ⅲ. ①青少年-眼-保健-研究 ②青少年-体育锻炼-研究 Ⅳ. ①R77 ②G806

中国版本图书馆 CIP 数据核字（2021）第048869号

责任编辑：崔文燕/ 责任校对：杨 然
责任印制：师艳茹 / 封面设计：润一文化

科 学 出 版 社 出版
北京东黄城根北街 16 号
邮政编码：100717
http://www.sciencep.com
三河市春园印刷有限公司 印刷
科学出版社发行 各地新华书店经销
*
2021 年 3 月第 一 版 开本：720 × 1000 1/16
2021 年 3 月第一次印刷 印张：12
字数：130 000
**定价：49.80元**
（如有印装质量问题，我社负责调换）

# 丛书编委会

# 本书编委会


**主　编**　林文弢　彭燕群

**副主编**　杨　玲　张莹莹　李宇星　黄燕玲

**参　编**　刁运堂　王　明　王镜然　孙言锴
陈淑林　陈晓燕　郑　阳　郑　伟
吴庆悦　郭　莹

# 丛书序

少年强，则国家强。青少年健康事关国家和民族的未来，事关亿万家庭的福祉。良好的身体状况是每个人健康成长和幸福生活的根基。

近几年我国青少年体质的测试和分析显示：青少年体质健康状况总体不容乐观，居高不下的近视率令人担忧，近视群体低龄化发展的趋势仍很严重；各年龄段学生肥胖率不断上升；速度、力量素质提高趋于停滞；耐力素质在低谷徘徊，柔韧素质成绩向好；血压调节功能不良比较普遍。2016 年 5 月 14 日《中国儿童青少年营养与健康报告》蓝皮书发行。该报告显示：1985—2014 年，我国学生肥胖检出率呈现快速增长趋势，其中城市男生肥胖检出率从 1985 年的 0.2% 增长到 2014 年的 11.1%。肥胖导致高血压的患病风险加大，2014 年体重正常和肥胖学生的血压偏高检出率分别为 4.96% 和 17.86%，相差近 3 倍。

影响青少年体质健康的原因比较复杂，但最根本的原因就是体力活动的明显减少。生活环境和饮食方式的改变、网络的普及、青少年的考试和升学的巨大压力、中小学体育教师数量和体育场地、器材的不足等，都阻碍了青少年获得持久的、足够的运动，使其未能养成经常性体育锻炼的行为习惯，导致并加速了青少年身体功能的退化，青少年体质健康水平也随之下降。

开展体育活动是增进学生身心健康的根本途径，是提升青少年体质的最有效的手段与方法，也是全面建成小康社会的必然要求。党和国家领导人一贯重视和关切青少年体质健康教育工作。1917年4月1日，毛泽东同志以笔名“二十八画生”在《新青年》第三卷第二号正式发表的第一篇学术论文《体育之研究》中，就为青少年体质健康教育工作指明了方向——欲图体育之效，非动其主观，促其对体育之自觉不可。[①]他在新中国成立之初提出了沿用至今的“健康第一”的教育方针。

2015年5月31日新华网以《让祖国的花朵在阳光下绽放——以习近平同志为总书记的党中央关心少年儿童和少先队工作纪实》为标题报道了中国共产党历来高度重视少年儿童工作。在革命、建设、改革各个历史时期，党中央就我国少年儿童事业发展作出一系列重大部署。国家领导人也极为关注青少年的体质健康问题，对青少年体质健康教育工作做过很多重要批示。

党的十八大以来，以习近平同志为核心的党中央将青少年体质健康提升到更为显著的位置，习近平总书记个人也在各种公开场合表达了自己对足球运动的热爱，很好地推动和促进了“校园足球”的广泛开展，为青少年践行和实现“中国梦”奠定坚实的体质基础。2013年5月29日，习近平强调，“孩子们成长得更好，是我们最大的心愿”，“党和政府要始终关心各族少年儿童，努力

---

① 体育之研究. http://news.ifeng.com/history/special/wusiyundong/tansuodeniandai/200904/0429_6260_1130757.shtml.(2009-04-29)[2018-09-21].

为他们学习成长创造更好的条件”。[①]他还强调，“全社会都要了解少年儿童、尊重少年儿童、关心少年儿童、服务少年儿童，为少年儿童提供良好社会环境”[②]。他还指出，“身体是人生一切奋斗成功的本钱，少年儿童要注意加强体育锻炼，家庭、学校、社会都要为少年儿童增强体魄创造条件，让他们像小树那样健康成长，长大后成为建设祖国的栋梁之材”[③]。

为了使党和国家领导人的重要指示和精神落到实处，中央政府相关职能部门积极行动起来，通过立法和制定政策、文件等形式，将青少年体质健康教育工作列入国家顶层政策设计的序列。2006年12月23日，在国务委员陈至立同志的亲自安排和领导下，教育部、国家体育总局在北京联合召开了新中国成立以来第一次“全国学校体育工作会议”，会议的主题是“切实加强学校体育工作 促进广大青少年全面健康成长”。2007年，胡锦涛总书记深刻地指出，“增强青少年体质、促进青少年健康成长，是关系国家和民族未来的大事，需要各级党委和政府的高度重视、全社会的关心支持”[④]，并希望教育部、国家体育总局制定具体可行的对策和方案。2007年5月7日，《中共中央 国务院关于加强青少年体育增强青少年体质的意见》下发，该文件作为新中国成立以来青少年体质健康教育政策的最高规格文件之一，成为这一时期及未来一段时间的重要纲领性文件。2011年教育部印发《切

---

① 习近平：让孩子们成长得更好 .http://cpc.people.com.cn/n/2013/0531/c64094-21684226.html.（2013-05-31）[2019-01-12].

② 让祖国的花朵在阳光下绽放——以习近平同志为总书记的党中央关心少年儿童和少先队工作纪实. http://politics.people.com.cn/n/2015/0601/c1001-27082762.html.(2015-06-01)[2019-01-12]

③ 习近平：把义务植树深入开展下去 为建设美丽中国创造生态条件 . http://cpc.people.com.cn/n/2013/0403/c64094-21010148.html(2013-04-03)[2019-01-12].

④ 转引自：牢固树立“健康第一”教育理念 努力开创学校体育工作新局面——周济在全国亿万学生阳光体育运动推进会上的讲话. http://old.moe.gov.cn//publicfiles/business/htmlfiles/moe/moe_176/200910/53305.html.（2009-05-14）［2019-01-12］.

实保证中小学生每天一小时校园体育活动的规定》，该规定要求各地建立保证中小学生每天一小时校园体育活动问责制度。2012年10月，国务院办公厅转发教育部等部门《关于进一步加强学校体育工作若干意见的通知》，该通知要求，明确加强青少年体质健康教育的总体思路和主要目标，落实学校体育的重点任务，加强对学校体育的组织领导，建立健全青少年体质健康监测评价机制。2013年11月，党的十八届三中全会审议通过了《中共中央关于全面深化改革若干重大问题的决定》，该决定明确指出，各级政府要强化体育课和课外锻炼，促进青少年身心健康、体魄强健，这是党中央对学生体质和青少年体质健康教育工作的重大决策。2016年4月，国务院办公厅发布《关于强化学校体育促进学生身心健康全面发展的意见》，该意见对青少年体质健康教育工作提出更为全面而长远的要求，指出学校体育要以“天天锻炼、健康成长、终身受益”为目标。2016年10月，中共中央、国务院下发了《“健康中国2030”规划纲要》。该纲要明确指出，以学校体育为突破口，建立学校健康教育推进机制。2018年1月，国家体育总局、教育部等七部门联合印发《青少年体育活动促进计划》，为落实全民健身国家战略，广泛开展青少年体育活动，培养青少年体育锻炼习惯，吸引更广泛的青少年参与体育活动，促进青少年身心健康和体魄强健。

我国青少年体质健康问题已经困扰我国学校教育和社会的发展。虽然近几年来我国采取了一系列改善青少年体质健康的措施与方法，使我国青少年体质健康连年滑坡问题有所遏制，但仍然未能找到从根本上解决这一问题的有效方法和途径。究其原因，主要是我们目前还缺少对青少年体质健康影响因素的科学认识，尚不能从身体、心理、行为习惯等因素系统、全面地解决青少年体质健康存在的问题。显然，构建改善青少年体质健康的理论体系已经成为从根本上扭转我国青少年体质下降态势的重要课题。

“青少年体质健康丛书”针对青少年身体发育、素质发展、行为习惯、运动习惯与体质健康之间的关系开展科普性宣传、教育和指导，围绕提高青少年体质的问题从不同方面展开宣教科普，并进行可操作性的实践指导，具有针对性、科普性、大众性、科学性等特点。丛书汇集青少年体质健康的最新研究动向和科研成果，从解剖结构、生长发育、专项素质（力量和速度）培训、专项素质（灵敏和柔韧素质）、心肺功能、身体素质的测试与评价、良好体态养成与不良体态矫正、如何进行体育锻炼减肥、运动处方、体育锻炼的营养补充、体育锻炼损伤的预防、眼健康等12个方面进行归纳总结，共有12个单册。丛书采用通俗易懂的形式，将最新的学术研究成果转化和应用到实践中，让青少年及其家长和社会上关注青少年成长的读者对影响青少年体质健康的各个影响因素有清晰的理解，同时从“家庭–学校–社会”全方位地指导青少年在身体、心理、行为习惯等方面科学地开展体育锻炼。这对青少年健康有着重要的作用，这对幸福中国及社会经济发展有着深远的意义。

丛书的主编由广州体育学院林文弢教授担任；每册书的主编均由教授、副教授和博士担任；主编和参编人员均为教学和科研第一线的教师。他们教学和科研经验丰富，多次主持和参与国家级、省部级有关青少年体质与健康的研究课题，多次获得了国家和省部级科研和教学成果奖，具有较强的专著编撰能力。

青少年是国家的未来，国家的财富。青少年的体质健康是国家强大的根本保证。祝愿我国的青少年在党和国家的关心和培育下，健康成长。

林文弢

2019年1月

# 前言

眼睛是重要器官，人类大脑中约有一半的知识和记忆是通过眼睛获取的。读书认字、看图赏画、看人物、欣赏美景等都要用到眼睛。功能正常的眼睛能辨别不同的颜色、不同的光线，再将这些视觉、形象转变成神经信号，传送给大脑。眼健康不仅关系到青少年的身体健康，更关系到其学习与成长。

然而，近年来的青少年体质健康数据显示，我国青少年视力低下问题逐年加剧，视力不良愈发严重，各学段学生的近视率继续上升。2018年，教育部基础教育质量监测中心发布的监测报告显示，我国小学四年级和八年级的学生视力不良检出率分别是36.5%和65.3%；部分区域学生视力不良问题突出，在视力不良检出率方面，四年级学生超过60%，八年级学生超过80%，在世界同龄段人群中检出率最高。青少年视力下降问题已成为国家需要迫切解决的问题。为了切实加强新时代青少年近视防控工作，2018年8月30日，教育部会同国家卫生健康委员会、国家体育总局、财政部、人力资源和社会保障部、国家市场监督管理总局、国家新闻出版署、国家广播电视总局等八部门制定了《综合防控儿童青少年近视实施方案》。2019年10月15日，国家卫生健康委员会发布《儿童青少年近视防控适宜技术指南》，为防控青少年视力不良提供了关键的技术指引与理论支撑。

我国青少年的近视率近些年飞速上升，视力低下问题极其严峻。这提醒我们，防控青少年视力低下工作不仅需要国家各部门高度重视，更需要各级政府、学校、医疗卫生机构、家庭以及青少年个人等的共同努力。只有全社会都行动起来，才能共同呵护青少年的眼睛。为此，我们科学运动综合防控青少年眼视力下降研究团队积极开展广州市青少年的运动与眼健康的调查，选择部分中小学学生，应用运动的手段与方法（如乒乓球不同组合，乒乓球、羽毛球的不同运动组合等），从运动生理、生理化学的角度，科学地研究和探讨青少年视力下降的原因，寻求预防和治疗的方法，本书就是我们研究团队的初步成果展示。

本书共五章。本书的作者大部分是从事多年运动与健康教学与研究的专家，还有经验丰富、基础扎实的临床眼科专家、医生和年轻的博士生、硕士生，本书力求简单明了、深入浅出、通俗易懂。

“观其眼神，知其心机。”“一寸秋波，千斛明珠觉未多。”眼睛被人们比喻为“心灵的窗户”。打开这扇窗户，人们就可以看到千姿百态、五彩缤纷的大千世界，探索大自然的奥秘。“眼明正似琉璃瓶，心荡秋水横波清。”明亮的双眼像柔静清澈的湖水，折射着动人心魄的清辉。青少年是中国的未来，青少年的健康是强国的保证，青少年的眼健康尤为重要。愿我们齐心协力，响应国家的号召，科学运动，科学护眼，共同呵护青少年健康成长。

# 目 录

## 第一章

# 运动与青少年眼健康

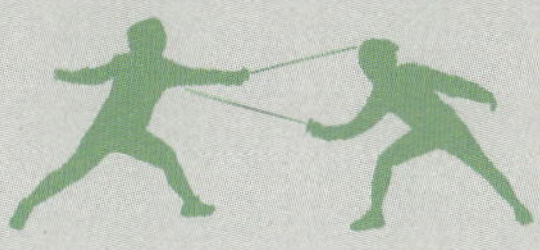

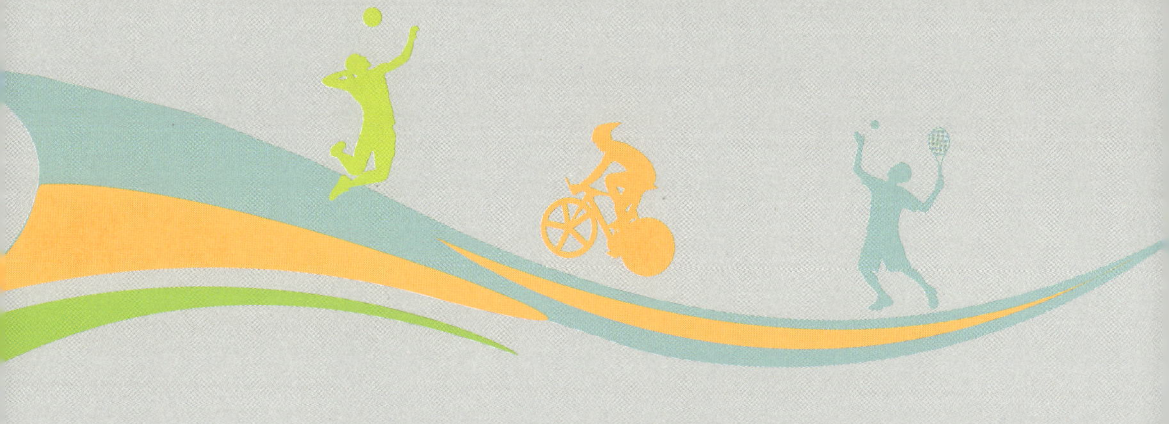

在青少年体质健康中，眼健康是一项尤为关键的指标参数，近年来的监测数据不容乐观，近视、远视、散光以及其他眼疾病在青少年中的患病率逐渐上升。因此，政府各相关部门迫切需要集思广益，发现视力不良的苗头，有针对性地对此进行科学防控。其中，通过体育锻炼的手段预防和控制眼健康不良发展是具有可行性的，也是目前保护青少年眼健康的有效方式。

## 第一节　青少年眼健康现状

青少年眼健康问题引起各个国家的广泛关注，青少年视力不良也是影响整个国家发展的重大公共卫生问题。目前，青少年视力不良的分布范围较广，青少年视力问题不容乐观。

与盲人群体相比，近视的群体更加庞大。世界卫生组织 2017 年的研究报告数据显示，中国近视患者人数多达 6 亿，预计到 2020 年近视患病人口将超过 7 亿。在近视人群中，青少年是“重灾区”，近视率高居世界第一，近视人数逐年增加。中国高中生和大学生的近视率均已超过 7 成，小学生的近视率也接近 40%。近视不仅是我国高发疾病，也是全球高发疾病，在西方国家的低视力眼病中排第三。世界各地的发病趋势均偏向于低龄化以及日益严重化的趋势。根据世界卫生组织报告，全球每年有 50 万儿童成为盲人。在发展中国家，有 60%—80% 的盲童在 1—2 岁时致盲，这对其日后的受教育、社会交往和经济独立产生巨大影响。

威胁儿童青少年眼健康的主要因素包括遗传性眼病、眼外伤、屈光不正等。其中，遗传性眼病约有 400 多种，在婴儿出生或青少年时期发病。对于此类疾病，预防重于治疗。此外，眼外伤的致盲率居前三位，并位于眼病所致眼球摘除率的首位。特别是儿童眼外伤，因其眼部组织结构脆弱，对各种损伤产生的反应强烈，目前已成为影响儿童视力的首要原因。

眼健康问题除了影响个人的健康和发展外，还会给社会经济成本带来不小的负担。

## 一、国内现状

中国的近视人群比例高，其中，中国青少年近视眼患病率超过半数，居世界首位，已经成为严重影响青少年健康及生活质量的公共卫生问题。

从 2005 年、2010 年以及 2014 年的全国学生视力数据显示，我国青少年视力低下问题日益严峻，视力不良问题愈发严重，已成为国家迫切需要解决的重大问题。2010 年全国学生体质与健康调研结果显示，小学生的近视患病率为 40.89%，初中生的近视患病率为 67.33%，高中生的近视患病率为 79.20%，大学生的近视患病率为 84.72% ，与 2005 年测试结果相比，每阶段分别增长了 9.22、9.26、3.18、2.04 个百分点。在低年龄组中，视力不良检出率明显增长（图 1-1）。同时，葛坚和王宁利的研究发现，我国 7—18 岁青少年视力不良检出率为 57.30%，近视检出率为 55.05%，远视检出率为 0.57%，其他眼病检出率为 1.69%，相比 2005 年有明显增长，有年轻化趋势。董彦会等在 2014 年全国学生体质健康调研与监测结果显示，各学段学生近视患病率继续上升：小学生、初中生、高中生和大学生近视患病率分别为 45.71%、74.36%、83.28% 和 86.36%。2014 年小学生和初中生的近视率比 2010 年有明显增加。

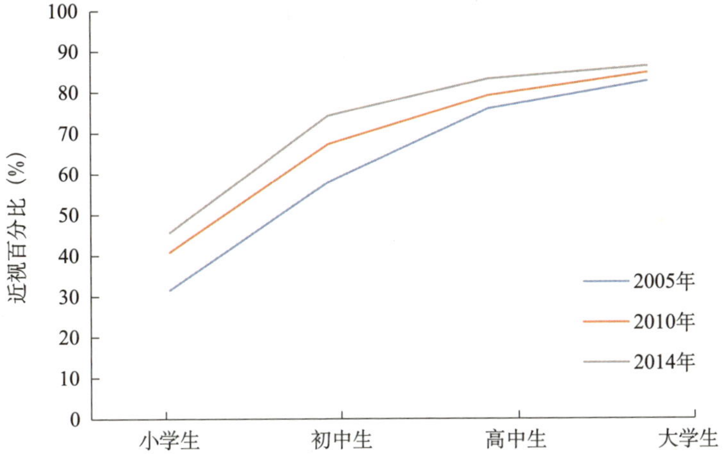


图 1-1　2005 年、2010 年和 2014 年全国学生近视患病率数据比较

资料来源：褚仁远 . 2014. 儿童近视眼防控要点 . 中国眼镜科技杂志，（9）：76-77.

我国在亚洲国家近视患病率排第一。2018 年，教育部基础教育质量监测中心发布《中国义务教育质量监测报告》显示，我国小学四年级和八年级的学生视力不良检出率分别是 36.5% 和 65.3%。部分区域学生视力不良问题突出，在视力不良检出率方面，四年级学生超过 60%，八年级学生超过 80%。2018 年，全国儿童青少年总体近视率为 53.6%，其中 6 岁儿童为 14.5%，小学生为 36.0%，初中生为 71.6%，高中生为 81.0%；全国有 15 个省级行政区的近视率高于全国平均水平，其中 24 个省级行政区近视率超 50%。

黄学林等在广东省四市学龄前儿童近视流行病学调查结果显示，四市学龄前儿童近视患病率分别为佛山 1.97%、新会 1.72%、阳江 1.69%、惠州 1.71%。这说明学龄前儿童视力低下问题普遍存在。杨汴生等对河南省 60 398 名 7—22 岁的学生进行视力状况调查，数据显示总体视力不良检出率为 53.48%，大学生为 87.18%，高中生为 77.63%，初中生为 62.40%，小学生为 33.64%，也说明了随着文化程度的上升，近视患病率逐渐增高。王路等于 2011—2016 年对北京市全体中小学生进行了视力调查，结果显示，近视患病率依次为 63.0%，62.1%，62.9%，60.7%，59.2% 和 58.6%，六年间近视患病率总体有所降低，但仍不乐观。曾霞等对中国南（广东）北（辽宁）两个省份中小学生视力状况进行比较研究，结果显示，广东与辽宁的中小学生视力不良检出率分别为 69.0% 和 50.1%，广东省更为严重。陶易等于 2018 年对连云港青少年进行近视检查发现，其近视患病率为 59.04%，其中，高度近视占 9.46%，中度近视占 34.36%，低度近视占 56.18%；女生患近视眼程度比男生高 8.16 个百分点。陈文诗等的研究发现，澳门小学生近视患病率为 60.4%，也以轻度近视为主，女生近视率高于同年龄段的男生，近视度数和近视患病率随着年级的升高而增加。

由此可见，我国青少年的近视问题堪忧，视力不良问题极其严峻。防控青少年视力低下工作，不仅需要引起中央各级领导和部门的高度重视，也需要政府、学校、医疗卫生机构、家庭以及青少年个人等的共同努力，只有全社会都行动起来，才能共同呵护青少年的眼睛。

近年来，国家高度重视青少年儿童视力健康问题，在全国多次会议中明确并重点指明各部门防控青少年近视工作方向。为贯彻落实习近平总书记关于学生近视问题的重要指示精神，切实加强新时代儿童青少年近视防控工作，教育部、国家卫生健康委员会、国家体育总局、财政部、人力资源和社会保障部、国家市场监督管理总局、国家新闻出版署、国家广播电视总局等八部门制定了《综合防控儿童青少年近视实施方案》，经国务院批准于 2018 年 8 月 30 日开始执行。为了进一步推动落实此方案的执行，国家卫生健康委员会于2019年10月15日发布《儿童青少年近视防控适宜技术指南》，为防控青少年视力不良提供了关键的技术指引与理论支撑。

## 二、国外现状

近视不仅是中国高发疾病，在世界多地也普遍存在。近视的全球患病率超过22%，即全球约15亿人患有近视。世界卫生组织（World Health Organization，WHO）2017年的研究报告称，到2020年预计近视人数将增长至25亿。近视是全球发生率最高的低视力眼病。根据世界卫生组织分析，近视已经被列入全球发病率最高的疾患目录中。近年来，近视的发病率在全球范围内呈现明显上升趋势，并以新加坡、日本和东南亚国家为著。2013年，美国一项多种族成人研究发现，近视的平均患病率为25.1%，白种人近视患病率为31%，其中西班牙裔近视患病率最低，为14.2%；华裔近视患病率最高，为37.2%。

在近几年，亚洲地区近视人口剧增。2012年有近视统计数据显示，亚洲地区儿童近视为-0.82D① 高于同时期欧洲-0.55D；日本小学生近视增长率为每年20%，中学生近视增长率为每年40%。2015年，Pan等研究发现，东亚地区近视率是相同年龄段白种人的两倍之多，近视上升速度非常明显。Theophanous等对美国南加州60 789名儿童青少年的视力研究中发现该群体中总体近视患病率为41.9%，5—7岁儿童近视患病率为14.8%，17—19岁青少年近视患病率为59.0%，此外与白种人患者相比，亚

① D为屈光度，是屈光力的大小单位，指平行光线经过该屈光物质，以焦点在1米时该屈光物质的屈光力为1屈光度或1D。

裔和太平洋岛民近视患者比例增加，而非洲裔的美国人近视率升高幅度较其他种族小。近视也是世界上最常见的眼科疾病，约有 22.9% 的世界人口，即 14.06 亿人患有近视。另有 2.7% 的人（1.63 亿人）估计患有高度近视。据估计，未矫正屈光不正的经济影响将使全球国内生产总值损失 2020 亿美元。眼镜矫正的费用会增加低收入患者的负担。如果不治疗，近视可能会影响青少年的学习成绩。到 2060 年，学龄前儿童的视力障碍将增加 26%，未矫正屈光不正大约占 69%。近视存在较高的患眼部疾病风险，包括视网膜脱离、青光眼、近视性黄斑变性和白内障。在 75 岁的近视和高度近视患者中，分别有大约 4% 和 39% 的患者存在不可矫正的视力障碍。近视的疾病负担预计将增加，到 2050 年，预计全球 49.8%（47.58 亿）的人为近视，9.8%（9.38 亿）的人为高度近视；到 2055 年，高危地区无法纠正的视力障碍预计可能增加 7—13 倍。

显然，视力疾病在全球各国家是普遍存在的，也是目前人类需要重视和迫切解决的世界重大公共卫生问题。

## 第二节　运动与青少年眼健康的研究现状

眼睛是人体的重要器官，它与机体的其他器官、组织关系密切，相互影响，互相制约。体育运动既有助于增强青少年体质，也有助于减缓其眼部疲劳。参加体育运动时，青少年精神高度集中，这样会提高眼睛的调节能力。在一些体育运动项目中，尤其是乒乓球、羽毛球、足球、篮球等运动，要求青少年的眼睛根据球的实际运动轨迹（如距离远近、球的来回线路或落点的变化等）进行不断调整，使眼外直肌和睫状肌的收缩和舒张不断交替进行，进而改善其调节功能和视近、视远能力，提高其收缩和舒张的能力，是非常有效的干预方式。进行体育运动锻炼时，青少年的心肺功能得到有效锻炼，促进血液循环，使眼球组织的血液循环和供应处于旺盛状态，促进眼部营养物质的吸收，加速视神经、眼肌及眼球的营养物质的供应，改善眼睛的营养状况，加速视疲劳的恢复，从而有效预防和控制近视。

相关学者也将体育运动纳入干预青少年近视眼防控研究中。例如，庄全对 295 名高中生进行体育锻炼与近视眼发病情况的研究发现，进行乒乓球、篮球、羽毛球、足球、跑步、爬山等运动的学生的近视患病率明显低于进行其他运动项目的学生，并提出经常进行以上运动能够促进眼部血液循环，增强养料供应和视觉功能，最终起到预防近视、改善视力的作用。马志芳选取了小学三年级学生每天上下午各做一次创编的明目体操进行实验干预，与传统眼保健操相比，时长为 4 个月。实验结果表明，进行体操干预的组别视力提升率明显高于传统眼保健操组，说明增加体育运动元素的创编明目体操有改善视力的作用。金刚等通过进行对比足球、乒乓球、羽毛球三项为期 5 个月的运动实验干预来研究小学生动态视敏度变化，结果显示三项运动干预对提升视敏度均有显著效果。李良等认为，视近时间增长而户外活动和体育锻炼时间的减少，是目前儿童青少年产生近视眼的诱因，建议每天进行户外活动或体育锻炼时间应在 2 小时以上，将有助于保护视力，防控近视。樊泽民等综述解析教育部落实《综合防控儿童青少年近视实施方案》提到全国教育大会部署通过体育运动促进近视防控工作，积极推动学校、地方严加落实青少年每天 1 小时的校内体育活动。显然体育运动与视力状况密切相关，对目前利用体育运动促进视力转向好的发展也是必要的手段。杜进荣和胡小浪在其研究中指出，参与运动年限在1—2年的近视患病率为33.6%，3—4年的近视患病率为26.0%，4年以上的近视患病率最低，为23.5%，说明运动年限越长，近视患病率越低，经常参加运动并坚持运动对近视的防治有积极作用。让学龄前近视儿童每周参加四次乒乓球训练，每次1小时，共10周，结果发现儿童两眼裸眼视力有显著变化，有些儿童视力甚至恢复到正常水平。张建生对学生进行每次锻炼1.5小时，每周锻炼4次的运动干预，结果显示乒乓球运动可使眼睛睫状肌得到锻炼，提高调节能力，有效地预防近视的发展。张泽宇以60名身体健康且无遗传病史的7—8岁近视儿童为实验对象，采取随机分组法分成实验组和对照组，每组30人，对实验组进行为期12周的乒乓球训练，每周3次，每次时长为1小时，对照组除不参加乒乓球练习外，其他一切条件与实验组基本相同，为期12周的训练结束后，实验组的视力测试结果明显高于实验前，组内存在显著性差异（$p < 0.01$），对照组的视力测试结果低于实验前，组内存在显著性差异（$p < 0.05$）。此外，在实验结束后三个月再测试视力变化，表明了坚持乒乓球锻炼者，视力水平继续提升，而放弃乒乓球锻炼者，视力水平与坚持锻炼者相比明显下降（$p < 0.01$），提示要想彻底改变视力状况，必须要坚持下去。吴向宁对6—9岁的儿童进行视力影响因素模型分析，从其影响因子模型的统计结果可以看出：眼睛防护措施、室外运动娱乐、不良用眼习惯、学习作业时间4个因子均对6—9岁儿童的视力有不同程度的影响，乒乓球锻炼能有效减缓6—9岁年龄段儿童视力问题的发生。室外运动娱乐与视力问题的发生具有一定的相关性，通过乒乓球锻炼等体育运动手段能有效减缓6—9岁年龄段儿童视力问题的

发生。推测改善机制可能是通过乒乓球运动能增强眼内调节肌与眼外辐辏肌群的作用，提高其收缩力量和调节能力，从而避免睫状肌长时间持续收缩导致的过度紧张和疲劳，而睫状肌正常的放松和舒张能力的下降是诱发视力不良的最根本原因之一。早期从事乒乓球运动可有效地锻炼眼睫状肌，使其调节能力提高，从而可以改善和预防近视。

乒乓球是中国的国球，在各地区广泛开展，乒乓球运动有助于增强体质，保护和改善视力几乎人尽皆知。例如，汪杰等采用乒乓球运动对眼机能训练的方法对大学生进行两个学期的实验研究，结果表明学生裸眼视力和矫正视力都有非常明显改善，同时也通过心率来监控运动强度。肖柏娟进行了乒乓球与中长跑两项运动对小学生假性近视影响的对比研究，结果表明两项运动均有助于改善视力，乒乓球组的视力改善程度明显好于中长跑组的学生，而且乒乓球组学生的视力前后具有非常显著性差异。赵青峰利用乒乓球运动对中小学生进行一年的运动干预，实验结果能有效改善近视学生的近视程度，能预防正视学生视力下降，该研究表明通过体育运动可以一定程度上预防青少年近视的发生，在一定程度上能改善青少年的近视程度。吴向宁调查研究发现，通过乒乓球运动等体育运动手段可以有效地减缓 6—9 岁儿童视力不良问题的发生，并且每周进行乒乓球运动次数频率较多的儿童视力优于进行乒乓球运动频率少的儿童。陈光伟等对 80 名专业训练的乒乓球小学生和 30 名未进行专业训练的健康学生进行比较研究发现，参与乒乓球运动训练能明显提高动态视力水平，且球龄与动态视力有显著相关关系。刘远珑等通过眼科临床药物治疗远视性屈光参差性弱视儿童和结合乒乓球运动干预研究发现，患者在传统治疗基础上再配合乒乓球运动能有效提高视力，并认为可推广为临床治疗手段。宋绍兴等的研究发现，进行乒乓球运动能有效地锻炼眼睛的睫状肌，并提高睫状肌的调节能力，达到预防近视和改善视力的效果。

## 第三节　青少年视力低下影响因素

近年来，随着教育科技的进步及手机、电脑等带电子屏幕产品（以下简称“电子产品”）的普及，学生使用电子产品的频率增大、时长增加。此外，由于中小学生课内外负担较重，用眼过度、用眼不卫生、缺乏体育锻炼和户外活动等因素均对青少年眼健康带来不良影响。儿童视力影响因素，目前总体可归为遗传因素、环境因素、自身生长发育规律因素和日常生活行为因素等。相关研究表明，在青少年没有完全发育成熟的眼睛生理发育阶段给予运动干预，是有很大治疗及改善视力低下的可能性。

在国内，李世明等的研究发现，普遍的生活习惯均会对视力产生影响，如连续阅读的时长、近距离阅读、看电视、指尖到笔尖的距离、写作时头部偏斜等都会影响小孩视力的变化。此外，研究表明有些为了娱乐而阅读更多书籍和使用荧光台灯与 12 岁中国青少年的近视度有显著相关。黄燕玲等对视力低下青少年的家长的调查结果显示：86.67% 的家长认为写字坐姿不端正是其最重要的影响因素，其后依次是运动时间不足（66.67%）、睡眠时间不够（60.00%）、缺乏保健知识（43.33%）和用眼不卫生（43.33%）、作业负担太大（40.00%）和阅读灯光强度不合适（40.00%）、桌椅高度比例不匹配（23.33%）、营养膳食不平衡

（20.00%）等（图 1-2）。

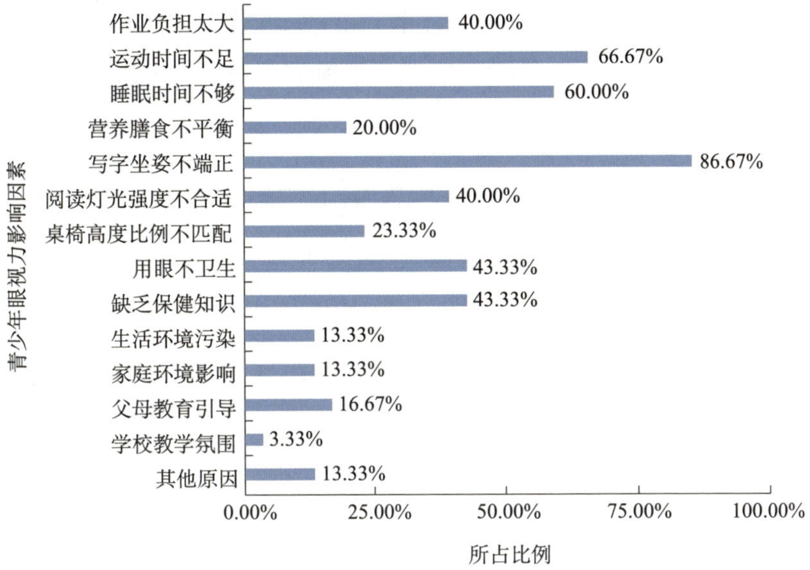


图 1-2　视力低下影响因素调查结果

资料来源：黄燕玲 . 2020. 乒乓球左推右攻运动对儿童眼视力影响的实验研究 . 广州体育学院 .

在国外研究中，Grzybowski 等在全球近视流行病学研究综述中得出结论：亚洲、欧洲和北美洲的近视患病率有所上升，亚洲地区较为严重；也发现在不同人群中的、特定的生活方式习惯可以在一定程度上解释了地理区域不同，近视患病率存在的差异；并提出可以采取相应的预防措施进行干预，比如户外活动和改变学龄前儿童的近距离活动。Ciao-Lin Ho 等的研究发现，户外活动可减缓近视患者的近视进展。对于亚洲群体而言，户外干预可以显著降低近视发生率，缓慢降低近视 SER 进展程度，并能抑制眼轴增长率。Xiong 等的研究发现，增加户外活动时间可以有效预防近视的发生，以及减缓近视屈光不正的发展速度，但提出户外时间并不能有效地降低已有的近视程度，需要进一步评估各种剂量的室外效果和客观测量室外时间的研究。Theophanous 等的研究发现，家庭经济收入与近视患病率具有相关性，且每天锻炼时间大于60分钟，可以降低近视患病率。Read等的研究发现，动态锻炼的生理作用能够影响一系列眼参数的生物变化，包括眼内压、眼脉动振幅显著降低以及眼轴长度降低，并且发现短期的动态运动会导致年轻成年人的眼参数范围发生重大变化，运动后人眼发生了明显的生物特征变化。眼轴长度的显著降低可能与运动引起的眼压和血流变化有关，并且可能对人类受试者的屈光不正产生有利影响。You等的研究发现，小学生的各种与近视相关的行为根据年级而变化。每日近距离工作负荷以及与近距离工作相关的行为都是引发近视眼的风险因素。

纵观以上研究，我们大致可将青少年视力发生不良变化的影响因素分为以下几类：基因遗传、生长发育规律、超负荷的学业任务、频繁和持久使用电子产品、营养膳食不均衡和睡眠不足、不良生活环境和学习习惯、缺乏充足的户外体育锻炼以及学校、社会、家庭的近视预防工作不到位等。

### （一）基因遗传

Jones-Jordan等的研究表明：遗传因素尤为关键，如父母中有一人近视，则后代的近视患病率明显增高；若父母双方都近视，则后代的近视患病率较父母中只有一人近视者高，且其后代近视的发病年龄更低，近视进展也更快。在一组6—14岁儿童近视患病率的流行病学调查中发现，父母双方都近视的患儿近视患病率是父母双方中都无近视或仅有一方近视的患儿的6倍，并且这些患儿的近视进展也较其他患儿明显增快。张娟美等于2014年对山东儿童眼病进行研究，发现父母亲的文化程度与孩子近视患病率有密切相关性，父母学历程度越高，孩子近视患病概率越大。娄晓民等的研究发现，近视组的子代近视患病率明显高于非近视组子代，近视遗传度为 43.3%；不同程度的近视患者，其遗传度也不同，中度近视遗传度为 57.3%，低度近视遗传度为 30.6%。近视遗传度与发病年龄有关，越早形成近视眼，后代近视遗传度越高：16 岁之后形成的近视眼遗传度为 33.1%；12—15 岁患近视眼的遗传度是 50.8%；而 11 岁之前导致的近视眼遗传度可高达 70.9%。这也就表明发病年龄越小，后代遗传率越高。如果不做好近视防控工作，就可能在每代家族成员的视力健康埋下遗传的隐患。

### （二）生长发育规律

受自身生长发育因素和外界环境因素的影响，人眼在发育过程中屈光系统也发生改变，刚出生的婴儿的眼轴长度为 15—18 毫米，而后经历两个重要的发育时期：第一时期是 1—3 岁，增长 5—8 毫米，即 3 岁时可达 23 毫米，增长速度快；第二个时期是 3 岁以后到青春发育期大约 14 岁，增长约 1 毫米，增长速度慢，14 岁时眼球发育基本已达到成人水平，眼轴长度约为 24 毫米。有些小孩眼球发育并不与年龄增长发育标准一致，如眼轴发育过短造成远视，或眼轴发育过长造成近视等。刚出生的婴儿眼轴较短，呈远视状态，随着生长发育，眼轴逐渐增长，远视逐渐减轻，到发育完全时，则变为正视眼，这一发育过程称为“正视化”。2—6 岁儿童中，80% 是远视，5% 是近视，只有 15% 是正视。随着年龄增长，远视逐渐减少。近视的发生通常始于 6—9 岁，其变化和发展往往持续整个青春期。婴幼儿普遍存在散光，随着年龄的增长，散光逐渐减少，散光度也逐渐减低，散光的减少多半发生在 4 岁前，有部分儿童保留一定的散光度并维持终身。屈光不正儿童中，10% 为病理性的，需要在 7—8 岁前得到矫正，否则将导致斜视、弱视。

### （三）超负荷的学业任务

目前，我国不同阶段的学生均存在较大的学习压力，尤其是面临中考、高考的学生，不仅上课时间紧张，课堂随堂作业多，课后复习和备考也接踵而至。学生少有放松及娱乐时间，长时间地写作业及复习功课等这样的视近工作，其眼睛大多处于紧张状态，得不到放松休息，因此，其眼睛调节功能也会受到巨大的影响。外界源源不断地对眼球施压，加重了眼睛的工作负担，久而久之就会造成视力下降，甚至患上近视眼。

### （四）频繁和持久使用电子产品

随着国家经济和科技水平的不断发展进步，高科技电子产品应运而生。学校教学也基本实现了电子化，使得学生使用电子产品的时间明显增加。随着电子产品的普及，大多数青少年，甚至有的幼儿园小朋友，都在使用电子产品。然而，幼儿期正是人体眼睛发育的最关键时期之一，长时间地使用电子产品会对儿童视觉发育造成不利影响。这种危害性逐渐低龄化，也在一定程度上解释了我国近视出现逐年向低龄化趋势发展的原因。

### （五）营养膳食不均衡和睡眠不足

受经济条件的限制，有些青少年因营养摄入不足或不均衡而引发低视力等眼疾，如缺乏维生素 A，会影响视网膜紫质的合成与再生，以及影响维持眼睛的正常暗适应能力和视觉；也有因不了解营养知识，如对营养均衡摄入的概念模糊，对与视力相关的营养素知识较为欠缺等而难以做到合理膳食。此外，受作业时长影响或家长作息规律等影响，青少年的睡眠时间普遍不足，使其眼睛得不到充分的休息和恢复，导致用眼负荷大与睡眠不足，故难以保证其眼球良好的生长发育。

### （六）不良生活环境和学习习惯

光线不足或太强也是造成用眼环境不良的主要因素。青少年使用的房灯、台灯光线不适，视觉光线过暗或过亮，阳光直射下看书学习，躺着阅读或其他坐姿不正等，均容易对眼睛造成不适刺激，使得眼睛需要不断地进行调节，容易引发眼球屈光不正等问题。随着当今社会经济的发展，建筑污染愈来愈严重，如建筑物的装修玻璃、广告牌、不断变频的 LED（发光二极管）灯等。长期受各种强光强射线的干扰，眼睛会产生严重的不良反应，影响眼健康。

### （七）缺乏充足的户外体育锻炼

充足的户外体育锻炼可以有效调节人体的各器官、系统的功能，尤其是眼睛长时间工作后，亟须通过休息或进行户外体育锻炼来调节，以缓解眼睛的过度疲劳，预防近视的发生。但目前有些学校因升学压力或其他原因，频繁出现语、数、英等科目占用了体育课的上课时间，存在体育运动被忽视、不被重视的现象，以致一些学校连最基本的“每天锻炼一小时”的体育运动时间都保证不了，更加难以保证青少年有充分的锻炼时间，这也是近视眼发生的主要原因之一。

户外活动被许多流行病学调查证明是一个视力保护性因素，增加户外活动时间能减少近视的发生。台湾南部郊区的孩子在进行增加户外活动后，近视患病率明显较对照组低，近视位移也显著降低。孙艺等对广州市学生视力不良与户外活动时间关系进行研究，研究结果表示每天户外活动时间＜2 h的学生视力不良率（72.3%）高于≥2 h的学生（65.6%）。控制混杂因素后，每天户外活动时间＜2 h的学生发生视力不良的风险是≥2 h学生的1.24倍（95%CI=1.04—1.48）。广州市学生视力不良率较高，程度以重度为主并趋于低龄化，户外活动时间不足。女生、城区学生和初中阶段应作为视力不良防控的重点。经常户外运动的孩子近视的患病率低于长期待在室内的孩子。这种户外活动的近视保护机制尚在研究中，更多的是“户外光照-多巴胺”机制，多户外活动的自然光线刺激视网膜分泌更多的多巴胺，而这种多巴胺被发现能控制眼轴的增长，进而控制近视的增长。

### （八）学校、社会、家庭的近视预防工作不到位

近年来，国家和政府部门多方思策，出台相应文件，响应大健康体育工程，如体育纳入中考、高考已在多地方开始实施。这在一定程度上改善了体育课被占用、被忽略的现象，使正常的学校体育课程得到保证。2018年8月30日，教育部、国家卫生健康委员会等八部门联合印发《综合防控儿童青少年近视实施方案》，在此方案实施前，我国青少年近视防控普遍存在缺乏统一领导体系、缺乏全面系统资料数据、缺乏资金投入、缺乏有效监管、卫生和教育条块脱节、临床与预防学科脱节等难题。在学校层面，如眼保健操制度执行不严格，做操不规范、敷衍了事；眼睛保护宣传知识较欠缺，学生没有学到正确、实际的保护眼睛的方法。在社会层面，多项文件的执行力度不够，没有完整的监考体系，领导体制和管理机制亟待完善。在家庭层面，家长监护及教育不到位，家长对近视的危害认识不深，一些家长觉得孩子发

生近视后可通过佩戴眼镜或手术解决，故没有重视近视对孩子未来生活和工作的负面影响。总体而言，青少年近视问题受学校、社会、家庭三方因素共同牵制、共同影响。

第二章

# 眼生长发育与眼健康

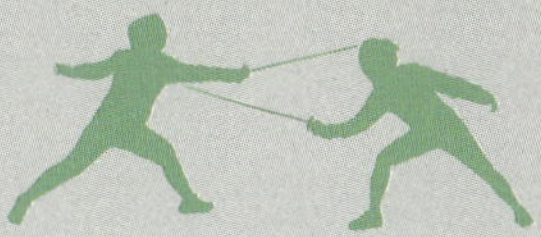

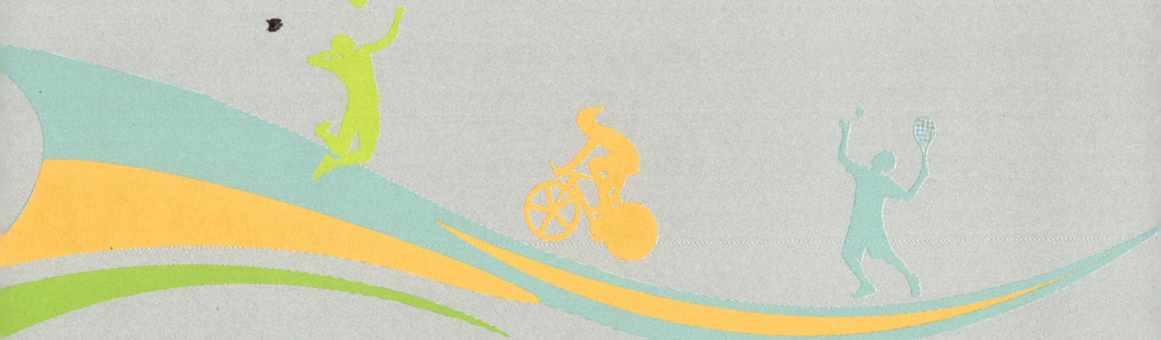

人的眼睛是人类感观中最重要的器官。健康的眼睛具有良好的视觉功能，能辨别不同的形状、颜色等，使人获得外界环境很多信息，让人可以在日常生活中读书识字、看图作画、欣赏美景等。

## 第一节　眼的重要性

眼是视觉器官，通过接收周围事物所发出或反射的光信息，经过大脑的处理而获得信息，使人在特定情况下做出相应的反应。为了适应性进化，我们必须努力获取周围环境的相关信息，如周围出现了什么事物，其位置如何，其能够为我们提供怎样的机会等。所有感觉都参与其中。对人来说，视觉尤为重要。

依物种的差异，眼球的呈现形状、大小、光学特性和组织结构有所不同。动物有三类基本眼球：脊柱动物的单晶体、相机式眼；昆虫类的光感受器与晶体组成单眼，进而组合成复眼；扇贝类的镜像眼。但对物体图像的识别而言，它们遵循共同的视觉传导通路：首先物像经投射至光感受器，再通过激活视紫质将光信号转化为电信号，从而触发视觉。

人类视觉活动的类型是多种多样的，如动态视力、静态视力、眼球运动、立体视觉、手-眼/脚-眼协动、调节、视野等。在日常生活中，各种不同活动对视觉功能的要求也不尽相同，比如阅读时仅需要静态视力及扫视追踪功能，而运动时需要调用的视觉功能更多。以台球运动为例，除了必要的视敏锐度用于看清目标外，还需要非常好的立体视觉，从而使人能够精确地识别目标的角度和距离。再如棒球运动，由于球运动的速度更快，视标更小，所以对动态视力，如追踪、扫视等要求更高，必须做到敏锐和精确。篮球类运动属于团队型运动，又是与球和对方直接接触的运动，因此，运动员在运动过程中不仅要关注球，还要关注队友和对方的队员。当球从一个队员传向另一个队员时，篮球运动员需要的视觉功能包括看清球和球的运动，判断球的速度和方位，看到并判断队友和对方队员的位置及状态等。所有观察都是运动员在自身运动状态中进行的，所以需要同时运行多种视觉功能，并做到敏锐和精确，这样才能做出准确的动作。

一些眼病会导致视觉器官的损伤和功能丧失，不仅对人们的日常生活和工作造成巨大影响，也会加重家庭和社会的负担，因此日常视力保健和预防眼病的发生尤为重要。运动与眼部的健康密切相关，一方面有效的户外运动可增强青少年健康体魄，同时减少青少年近视的发生和预防眼病；另一方面，需要防范运动意外造成的眼部损伤。

## 第二节　眼的结构与功能

眼是视觉器官，人的眼睛由两个眼球及周围协助眼球运动和保护它的附属器、视路和视中枢组成。我们经常将眼睛比喻成照相机，因为眼睛也有“调焦镜头”和“感光底片”。下面我们就详细介绍一下。

## 一、眼球

眼球按结构分为眼球壁和内容物两个部分。眼球的结构如图 2-1 所示。

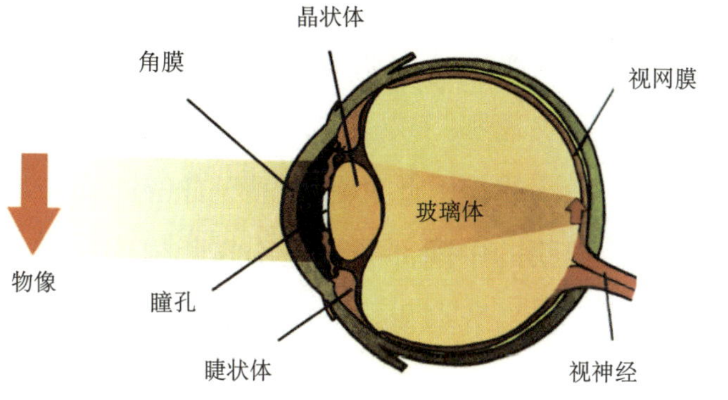


图 2-1　眼球结构示意图

资料来源：李丽红，倪海龙，等 . 2019. 孩子的护眼宝典（漫画版）. 昆明：云南教育出版社 .

### （一）眼球壁

眼球壁由外膜、中膜、内膜构成。

（1）外膜是纤维膜，包括角膜和巩膜，可承受眼内的压力和抵抗外力，起到维持眼球的形状和保护眼内容物的作用。

角膜：就像照相机镜头前的玻璃，位于眼球的最前端，约占眼球纤维膜的前 1/6，无色透明，无血管但富含感觉神经末梢，有弹性，具有较大的屈光度。其主要的生理功能是维持眼球的完整及对眼内容物的保护，透过光线并参与屈光，感知环境及外界的刺激。

巩膜：构成眼球纤维膜的后 5/6，主要由胶原纤维构成，不透明，一般呈乳白色。其主要生理功能包括与角膜、结膜等共同构成眼内容物的屏障，避光，就像照相机外壳一样，保护着里面的重要感光元件。

（2）中膜为葡萄膜，是富含色素的血管性结构，从前向后分为虹膜、睫状体和脉络膜三个连续的部分。

虹膜：葡萄膜的最前部，介于前房和后房之间，后面有晶状体支托，为一圆盘形膜。虹膜中央有一圆孔，称为瞳孔，可根据光线的强弱而改变大小，从而调节进入眼底的光量，相当于照相机的光圈。虹膜的纹理和指纹一样，具有唯一性，也就是说每个人的虹膜都是不一样的，因此其可以用于身份识别。

睫状体：葡萄膜的中间部分，位于虹膜根部。其主要生理功能是调节晶状体，分泌房水和黏多糖酸，调整眼内压。

脉络膜：葡萄膜最后面的部分，位于巩膜和视网膜之间，是一层富含血管的棕色膜。眼球内血液总量的 90% 在脉络膜，其中 70% 在脉络膜的毛细血管层。脉络膜毛细血管层营养外层视网膜、视神经的一部分和黄斑区。

（3）内膜为视网膜，由内层的神经上皮和外层的色素上皮组成，它就像照相机的底片。其主要功能是捕捉外界进入眼底的光，并将其转换为神经电信号，从而将相关的视觉信息通过视神经传入大脑视觉中枢。视网膜上重要的标志有视神经盘和黄斑。

视神经盘：淡红色的圆形盘状结构，又称视乳头，是视神经穿出眼球的部位。视神经盘上有视网膜中央动静脉通过，并分支分布于视网膜上。

黄斑：位于视神经盘颞侧约 3.5 毫米稍偏下方的一个黄色的小圆盘，由密集的视锥细胞构成，富含叶黄素。黄斑中央的凹陷成为中央凹，是视力最敏锐的地方。

正常人的眼底照相如图 2-2 所示。

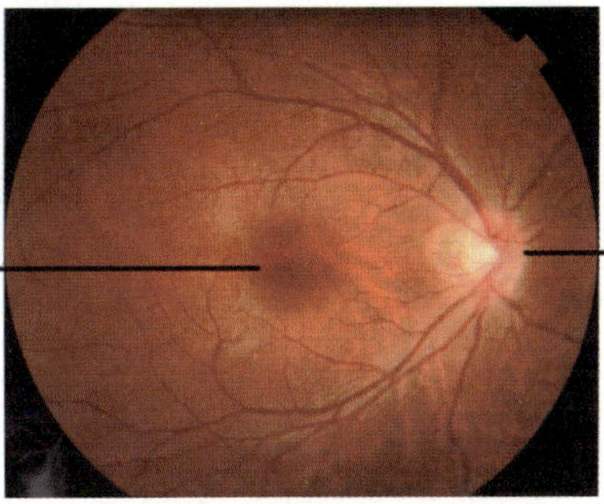


图 2-2　正常人眼底照相
资料来源：ZOC 门诊患者资料 .

## （二）眼内容物

眼内容物包括房水、晶状体和玻璃体。

（1）房水：填充在前房和后房的无色透明液体。房水处于动态循环中，它由睫状突上皮细胞产生后至后房，通过瞳孔进入前房，再由前房角经小梁网进入巩膜静脉窦，再经集液管和房水静脉最后进入睫状前静脉而回到血液循环。房水的主要功能是屈光，维持眼内压，为眼内组织提供营养和氧气，排出其代谢产物和维持眼内压等功能。

（2）晶状体：位于虹膜和玻璃体之间的透明双凸透镜样结构，无色透明，富有弹性，具有屈光作用。正常眼在无调节状态下晶状体相当于 20D 的凸透镜，是主要的眼屈光介质。晶状体悬韧带与睫状体相连，因此睫状肌的收缩和舒张可调节晶状体的曲度，从而改变其屈光力，使我们既能看清楚远处的物体，也能近距离阅读。另外，晶状体有屈光作用，同时也能滤去一部分紫外线，保护视网膜。

（3）玻璃体：无色透明的胶体物质，位于晶状体与视网膜之间，占眼球容积的 4/5。玻璃体是眼屈光介质的组成部分，对光线的散射极少，并对晶状体、视网膜等周围组织有支持、减震和营养作用。

## 二、视路和视中枢

视路指外界光线刺激产生的光觉冲动由视网膜光感受器接受并传至大脑枕叶视中枢产生视觉的传导路径，包括视神经、视交叉、视束、外侧膝状体、视放射和视皮质。视路结构和损伤后对应的视野缺损见图 2-3。

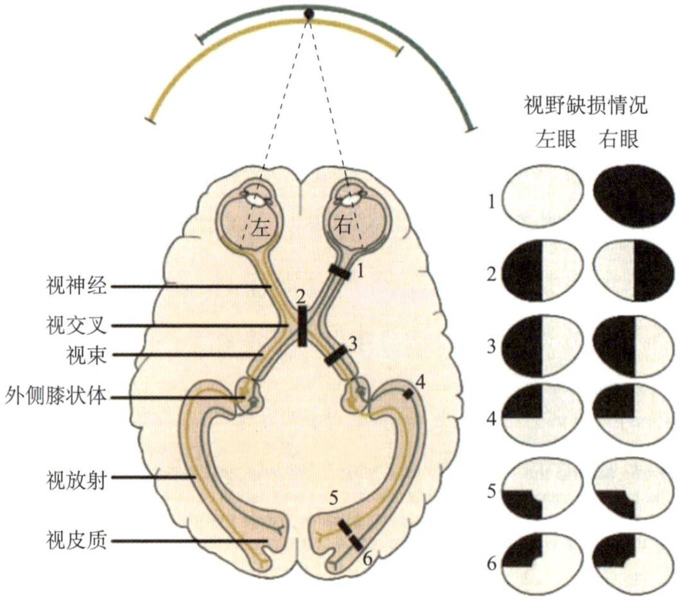


图 2-3 视路结构和损伤后对应的视野缺损

资料来源：Calabro F J，Vaina L M. 2011. A computerized perimeter for assessing modality-specific visual field loss. Conf Proc IEEE Eng Med Biol Soc, 2025-2028.

（1）视神经：视网膜神经节细胞发出的轴突在眼球后极部偏鼻侧聚集，在视神经盘处呈束状穿出眼球形成视神经，经眼眶后部视神经孔进入颅内。视神经盘部无感光细胞，在视野中形成生理盲点。

（2）视交叉：两侧的视神经在蝶鞍上方汇合形成视交叉。来自视网膜鼻侧的神经纤维交叉至对侧，来自视网膜颞侧的纤维不交叉。视交叉的下方为脑垂体，故垂体肿瘤向上发展时，可对视交叉发生压迫，产生不同程度的视野缺损。

（3）视束：视交叉与外侧膝状体之间的一段。每一侧视束包括来自同侧视网膜颞侧半的不交叉纤维（外侧根）和对侧视网膜鼻侧半的交叉纤维（内侧根）。

（4）外侧膝状体：位于丘脑后方腹侧的一个小卵圆形隆起。在内侧膝状体的外侧，与上丘臂相连，内含外侧膝状体核，是视觉传导通路在间脑的中继站。

（5）视放射：视觉纤维自外侧膝状体发出后，组成视放射，其纤维向后通过内囊和豆状核的后下方，然后呈扇形分开，同时分成背侧、外侧及腹侧三束，最终止于枕叶视皮质。

（6）视皮质：位于大脑枕叶皮质的距状裂上、下唇和枕叶纹状区，全部视觉纤维在此终止，是人类视觉的最高中枢，相当于布罗德曼 17 区、18 区和 19 区。

## 三、眼附属器

眼附属器包括眼睑、结膜、泪器、眼外肌和眼眶。

（1）眼睑：分为上睑和下睑，覆盖于眼球表面。它能保护角膜免受外伤和防止刺眼的强光进入眼内。上下眼睑的游离缘称为睑缘，分前后两唇。前唇钝圆，有睫毛生长。后唇呈直角，紧贴眼球，有一行排列整齐的睑板腺导管开口。

（2）结膜：覆盖于眼睑内面、眼球前面的一层薄而光滑、透明、富含血管的黏膜。按解剖部位分为睑结膜、球结膜和结膜穹隆三部分。其中，位于睑结膜和结膜穹隆的杯状细胞可以分泌黏液湿润角膜和结膜，起到保护作用。

眼前段如图 2-4 所示。

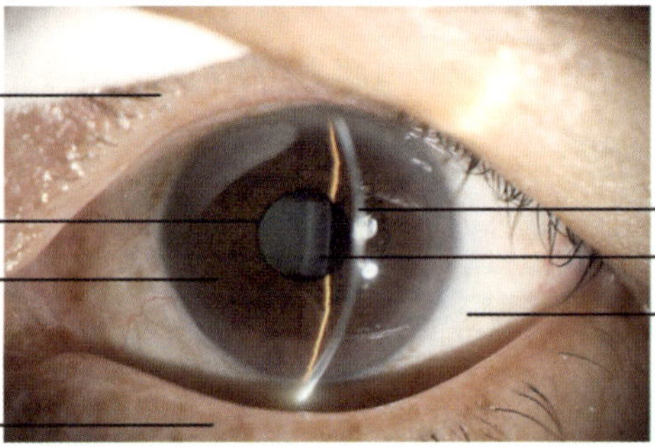


图 2-4　眼前段照相
资料来源：ZOC 门诊检查资料 .

（3）泪器：包括分泌泪液的泪腺和排泄泪液的泪道。泪腺位于眼眶外上方的泪腺窝内，其排泄管开口于穹窿结膜的颞侧部。泪道由泪点、泪小管、泪囊和鼻泪管组成。泪液排到结膜囊后，经瞬目运动分布于眼球表面，并向内眦部汇集于泪湖，再由泪小管的虹吸作用，进入泪道，排至鼻腔。

（4）眼外肌：附着于眼球外面内直肌、外直肌、上直肌、下直肌、上斜肌、下斜肌等的统称。内直肌的作用是使眼球水平内转；外直肌的作用是使眼球水平外转；上直肌的作用是使眼球上转同时还有内转、内旋；下直肌的作用是使眼球下转同时还有内转和外旋；上斜肌的作用是使眼球内转、下转及外转；下斜肌的作用是使眼球外旋、上转和外转。眼外肌之间互相配合，使眼球运动并维持眼位。

（5）眼眶：由上颌骨、腭骨、颧骨、额骨、蝶骨、筛骨与泪骨共 7 块颅骨所构成的尖端向后底向前的方锥体形骨腔。其内容纳眼球、视神经及眼的附属器。其中的视神经孔有视神经和眼动脉通过。

# 第三节 视力视觉的基本情况

视觉是人们从外部世界获得信息的主要途径之一，人们获取的大多数外界信息来自视觉。眼是引起视觉的外周感觉器官，人眼的适宜刺激是波长为380—760纳米的电磁波，即可见光。外界物体发出的光线经眼的折光系统成像于视网膜上，再由眼的感光换能系统将视网膜像所含的视觉信息转变为生物电信号，并在视网膜对这些信号进行初步处理，然后由视神经传入大脑视觉中枢，并在各级中枢、大脑皮层进一步分析处理，才最终形成视觉。

视觉涵盖的范围很广，除了看到物体，还可以分辨物体的形状、颜色、距离等。人的视觉感知包括光觉、色觉、深度觉、运动知觉、空间视觉和视力等。

## 一、光觉

光觉指外界光线经过眼屈光系统折射后在视网膜上被感光细胞吸收，感光细胞产生一系列复杂的化学变化，将光信号转换为神经冲动，并通过视神经传至大脑，成像被大脑感知，形成光觉。光觉是视网膜对光的感受能力，是视觉的基础，属于形觉感知。

## 二、色觉

色觉，即颜色视觉，是指人或动物的视网膜受不同波长光线刺激后产生的一种感觉。色觉是一种复杂的物理心理现象。正常人眼可分辨波长 380—760 纳米的 150 种左右不同的颜色，每种颜色都与一定波长的光线相对应。在可见光谱的范围内，波长长度只要有 3—5 纳米的增减，就可被人视觉系统分辨为不同的颜色。精细的色觉是人类的一个有利进化，虽然在现代生活中不一定要会分辨颜色才能生存，但能够分辨颜色无限地丰富了我们的世界。色觉异常也称色觉障碍，是指对各种颜色心理感觉的不正常。色盲检查图如图 2-5 所示。

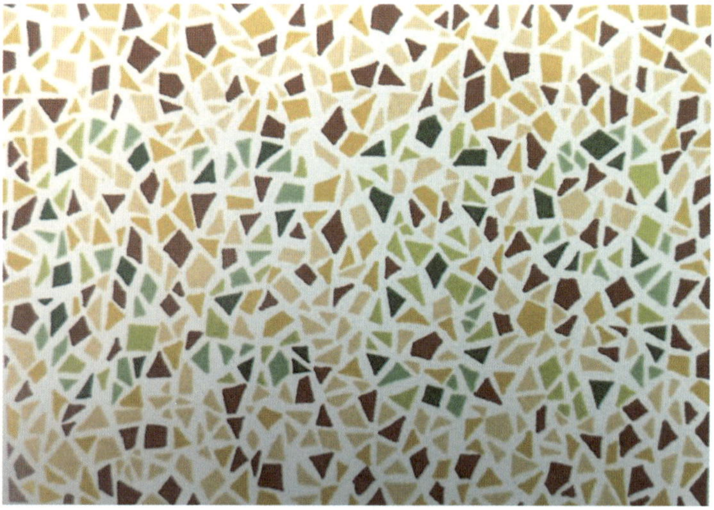

图 2-5　色盲检查图

资料来源：俞自萍，曹愈，曹凯，等 . 2013. 色盲检查图（第五版）. 北京：人民卫生出版社 .

## 三、深度觉

单眼注视时即可存在强烈的深度觉，但深度觉在双眼注视时（特别是视近时）可以得到较大程度的增强。单眼深度视觉指示主要包括图像效应、视野角度倾斜、运动视差和调节，这些指示都与双眼注视时看起来一样强烈。线性透视的特点如图 2-6 所示。

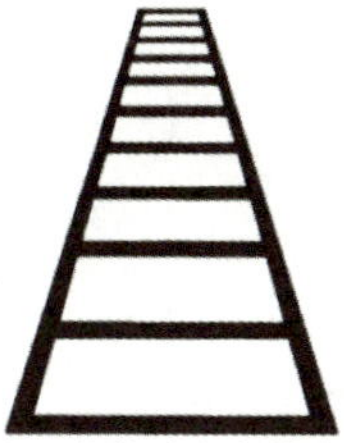

线性透视：感觉到上方线条较下方线条远

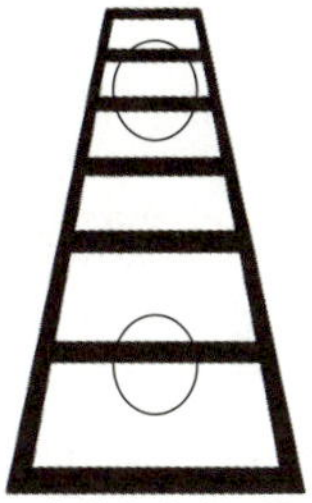

线性透视：感觉上方的圆圈较下方的大

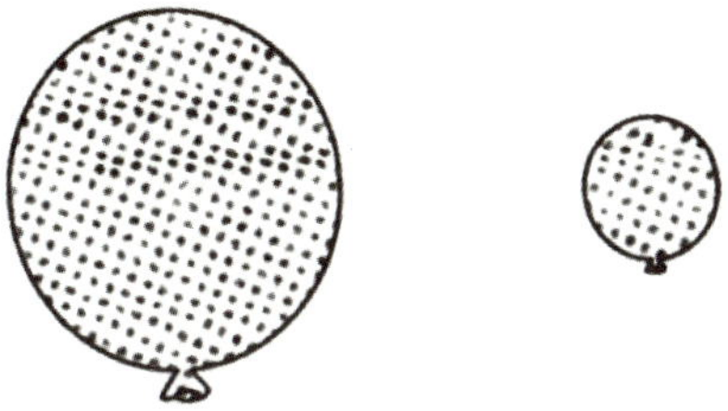

线性透视：感觉到小的圆圈距离远些

图 2-6　线性透视的特点示意图

资料来源：杨智宽 . 2014. 临床视光学 . 北京：科学出版社 .

由视网膜位差产生的深度觉叫作立体视觉，主要与近处精细深度觉相关。立体视觉是双眼深度觉的一种，主要与视觉系统发育相关，而视觉系统只有在发育过程中充分接触外界正常视觉环境才可以发育成熟。在屈光参差和斜视等双眼视觉障碍等情况下，可以影响孩子的视觉环境从而导致双眼视皮质神经元发育延迟，立体敏感度降低。

## 四、运动知觉

光量的分布随时间的变化，形成运动知觉（motion perception）。运动知觉主要用于对空间位移的分析。电影、电视和电脑显示器等都利用频闪造成动作效果，每个电影画面都与之前的画面在空间排列上稍微不同，并以短暂的时间变化来形成流畅的动作。整体运动产生的运动知觉主要与高级皮质中枢相关。

## 五、空间视觉

空间视觉（spatial vision）是指视觉系统对空间亮度变化的感知和分析，包括对细节、边界、样式、形态和结构的分析和辨认。空间视觉检查是视功能检查的重要部分，通常包括视力检查和对比敏感度检查。

## 六、视力

人眼不能分辨可见光范围内的所有物体，如人眼无法分辨细菌这样微小的生物，这就是人眼存在的分辨力极限，但我们可以借助显微镜看到它们。

人眼对物体细小结构的分辨能力，称为视敏度（visual acuity），即我们熟知的视力。正常人眼的视力是有限度的。感受器理论认为，只有当相隔一个未受刺激视锥细胞的两个视锥细胞受到视觉刺激时，人眼才能区别开两个物点。需要注意的是，视觉分辨力极限由于个体间视锥细胞的直径不同而存在差异（图2-7）。视角是指物体上两个点发出的光线入眼后通过节点所形成的夹角。视力表是根据视角原理设计的。沿用天文学的建议，人眼能分辨出两点间最小距离的视角是1分。视力的量度通常以视角的倒数来表示。视角的大小与视网膜像的大小成正比，人眼能分辨的视角越小表明视力越好。目前常用的是国际标准视力表及早期治疗糖尿病视网膜病变研究（early treatment diabetic retinopathy study，EDTRS）视力表。

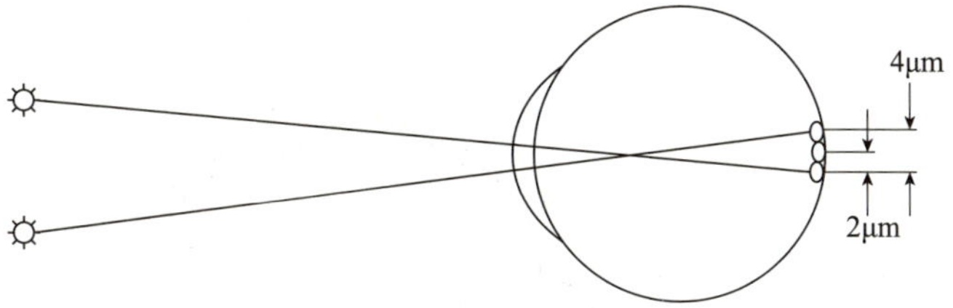


图 2-7　感受器理论示意图

资料来源：葛坚 . 2015. 全国高等学校教材（8 年制）——眼科学（第 3 版）. 北京：人民卫生出版社 .

## 第四节　影响眼健康的因素

看清外界事物是眼睛作为视觉器官最重要的功能。青少年时期出现的最常见引起视力不良的因素就是屈光不正，此外还有眼部的病变，也会损害青少年的眼健康。

### 一、屈光不正

根据光学原理，当光线从一种介质进入另一种介质时将发生折射，折射的程度取决于界面后对界面前两种不同介质的折射率之比和界面的曲率半径。人眼的折光系统是一个复杂的光学系统，光线经屈光系统后在视网膜成倒立、缩小的实像，这种生理功能称为眼的屈光。眼球的屈光系统主要包括角膜、房水、晶状体和玻璃体，虹膜位于角膜和晶状体之间，虹膜中央的瞳孔有调节光通量的作用。在不做任何调节的安静状态下，正常人眼折光系统的焦点恰好落在视网膜上，由远处物体各发光点发出的平行光线可在视网膜形成清晰的像。正视眼屈光如图 2-8 所示。

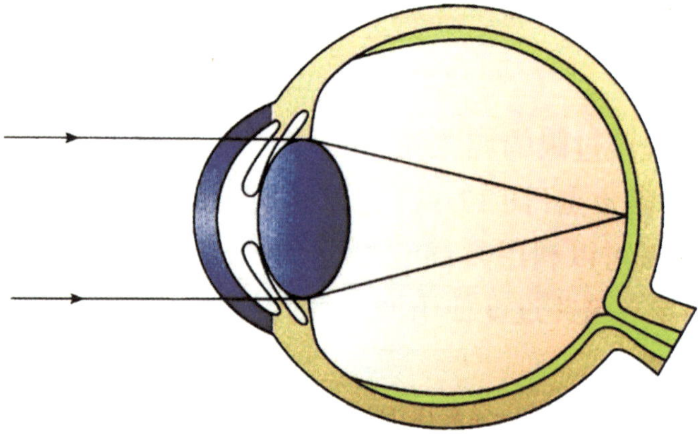

图 2-8 正视眼屈光示意图
资料来源：葛坚，王宁利 . 2015. 眼科学 . 北京：人民卫生出版社 .

眼的屈光状态由角膜曲率、晶体屈光力、前房深度和眼轴决定。眼球如一架精密的照相机，各折射面的曲率半径和位置的巧妙组合使眼球像差较小，其中角膜非球面性的生理特点减少了球差。对于不同距离的物体，晶状体能够改变前表面的曲率和位置前移，使不同距离的物体能够清晰地聚焦在视网膜上。正视眼的屈光力和眼轴长度相互匹配，使外界的平行光线经过正视眼的屈光系统后清晰地成像于视网膜黄斑中心凹处。如果眼的屈光力和眼轴长度之间不匹配，如眼轴过长或过短，屈光力过强或过弱，就会使物体成像于视网膜之前或之后，因此无法形成清晰的图像，这就是屈光不正，包括近视、远视、散光等。

### （一）近视

近视（myopia）的发生是由于眼球前后径过长（轴性近视）或折光系统的折光能力过强（屈光性近视），故远处物体发出的平行光线被聚焦在视网膜的前方，因而在视网膜上形成模糊的图像。近视患者看近物时，不需调节或只需作较小程度的调节，就能使光线聚焦于视网膜。因此，近视主要表现为远距离视物模糊，而近距离视力好。近视初期常有远距视力的波动，注视远处物体时眯眼的表现。近视眼屈光如图 2-9 所示。

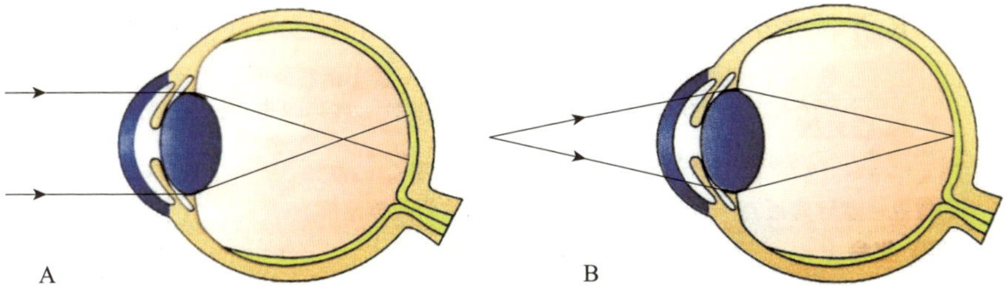


A. 近视眼远距离屈光　　B. 近视眼近距离屈光

图 2-9　近视眼屈光示意图

资料来源：葛坚，王宁利 . 2015. 眼科学 . 北京：人民卫生出版社 .

### 1. 近视的病因

通常认为近视是一个多因素作用的结果，与环境和遗传等因素有关。

（1）环境因素主要包括：

1）近距离工作是引起近视的重要环境因素之一。

2）户外活动时间减少时，近视的患病率增加。

3）眼球形状及轴外像的远视离焦可能是引起近视的重要因素。

4）轴性像差产生视网膜的模糊像，从而导致近视。

5）现代饮食习惯使摄食后血糖迅速升高，引起血液胰岛素增加而诱发近视眼。

（2）遗传因素主要包括：

1）通常认为高度近视遗传因素起到主要作用，而中低度近视环境因素占主导作用。

2）父母双方均患有近视时，子女的近视患病率更高。此外，同卵双胞胎的屈光一致性水平也比异卵双胞胎高。

近年来的研究也陆续发现和近视相关的许多基因位点，这些都说明高度近视和遗传有密切关系。

### 2. 近视的矫治方法

近视眼矫治的基本原理是经准确验光后确定近视度数，应用合适的凹透镜散开光线，使其进入眼屈光系统后聚焦在视网膜上。矫正的基本原则是保证最佳视力的同时要感觉舒适并用眼持久。

近视眼的常见矫治方法如下：

（1）框架眼镜：凹透镜。框架眼镜是日常最常见的一种眼镜。

（2）角膜接触镜：凹透镜。角膜接触镜（也称隐形眼镜）是直接贴附于角膜表面，用于矫正不规则屈光面和治疗角膜疾病的镜片。

（3）角膜塑形镜：这种镜片经过特殊设计，硬度高、透氧，在晚上睡觉时佩戴，可以重塑角膜形状，即通过改变角膜的几何形态来消除眼睛屈光不正。

（4）准分子激光屈光性角膜切削术：利用准分子激光对近视病人的角膜表面进行精确的中央区基质切削，使角膜变平坦以降低角膜原有屈光力从而改变全眼的屈光状态。

（5）眼内屈光手术：眼内增加一片人工晶体或置换原先的晶状体，从而改变全眼的屈光状态，达到治疗近视的目的。

## （二）远视

远视（hyperopia）的发生是由于眼球的前后径过短（轴性

远视）或折光系统的折光能力过弱（屈光性远视），来自远处物体的平行光线聚焦在视网膜的后方，因而不能清晰地成像于视网膜。远视眼的特点是在看远处物体时就需要调节，视近物时则需要作更大程度的调节才能看清楚物体。由于远视眼患者不论看近看远都需要调节，故易发生调节疲劳，尤其是进行近距离作业或长时间阅读时，可因调节疲劳而产生头痛，由于其视远视近均不清楚，可能伴发弱视。长时间的视轴汇聚还会导致斜视。远视眼屈光如图 2-10 所示。

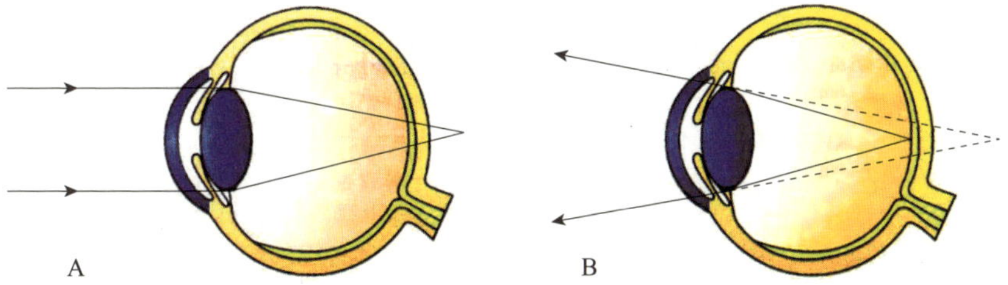


A. 远视（无调节）　　B. 远视（调节）

图 2-10　远视眼屈光示意图

资料来源：葛坚，王宁利 . 2015. 眼科学 . 北京：人民卫生出版社 .

### 1. 远视的病因

各种可以导致眼球的眼轴长度相对较短或者眼球屈光成分的屈光力下降的因素均可导致远视。远视可分为生理性远视和病理性远视。

（1）生理性远视。婴儿出生后眼轴的平均长度为 16 毫米，小于成年人的眼轴，婴幼儿几乎都为远视眼，后随其眼轴增长慢慢变为正视眼。

（2）病理性远视。影响眼轴长度的因素包括先天性小眼球、眼内肿瘤、眼眶肿块、球后新生物、球壁水肿、视网膜脱离等。

影响眼屈光力的因素包括扁平角膜、糖尿病、无晶体眼等。

### 2. 远视的矫治方法

远视眼矫治的基本原理是经准确验光后确定远视度数，应用合适的凸透镜汇聚光线，使其进入眼屈光系统后聚焦在视网膜上。矫正的基本原则是保证最佳视力的同时要感觉舒适并用眼持久。

（1）框架眼镜：凸透镜。

（2）角膜接触镜：凸透镜。

（3）准分子激光屈光性角膜切削术：利用准分子激光在远视眼角膜表面周边区基质进行切削，使角膜比之前变得更凸一些，从而达到矫正远视的效果。

眼轴是决定屈光状态的主要因素，新生儿的眼轴往往过短，多呈远视，大约有 3D 远视，幼儿期的远视屈光度数呈稳定下降趋势。在婴儿的眼部发育期（0—3 岁），通过角膜曲率和晶状体调节力的代偿调节，使得眼轴过长的眼呈现正视屈光状态。在发育过程中眼轴逐渐变长，一般至 6 岁时成为正视眼。青少年到十三四岁时，角膜曲率和晶状体调节力已经不能再代偿眼轴扩张所导致的屈光变化，此时若仍存在屈光不正，就会出现近视。

## （三）散光

正常人眼的角膜表面呈正球面，球面各经线上的曲率都相等，因而到达角膜表面各个点上的平行光线经折射后均能聚焦于视网膜。散光主要是角膜表面不同经线上的曲率不等所致。入射光线中，部分经曲率半径较大的角膜表面折射而聚焦于视网膜之前，部分经曲率半径正常的角膜表面折射而聚焦于视网膜，还有部分经曲率半径较小的角膜表面折射而聚焦于视网膜之后。因此，平行光线经过角膜表面的不同经线入眼后不能聚焦于同一焦平面，造成视物不清或物像变形。规则散光通常可用柱面镜加以矫正。

## 二、弱视

弱视是青少年常见眼病之一，是指眼球无任何器质性病变，经矫正屈光后仍不能达到0.9的视力。引起弱视的原因有单眼斜视、高度屈光不正、屈光参差、形觉剥夺。简单地说，只要是在视觉发育期，孩子的眼睛没有受到正常、良好的视觉刺激，用进废退，哪只眼睛不用，哪只眼睛看东西的能力就减弱。

弱视的治疗包括病因治疗、遮盖治疗以及弱视训练。如果是高度屈光不正或屈光参差引起的弱视，就需要佩戴合适度数的眼镜。如果是有斜视、先天性白内障或上睑下垂等眼病，则需要先处理这些眼部疾病，解决了病因后，再进行遮盖治疗。遮盖治疗的原理在于遮住视力正常的眼睛，强迫弱视眼看东西，逐步强化视功能和提高弱视眼的视力。

弱视的治疗与年龄密切相关，年龄越小，治疗效果越好。一般来说，3—7岁为弱视治疗的黄金时机。12岁以前，视觉系统还处在发育可塑期，通过长期规范的弱视治疗，视力还有望恢复至正常水平。成年期的弱视目前的治疗效果十分有限，因此弱视的防治关键在于早发现、早治疗。

## 三、眼部疾患

视力障碍是眼科疾病最重要的症状，根据病变侵犯视觉系统不同的部位而有不同的症状。视力障碍常见的症状有视力减退、视野缺损、色觉异常、夜盲、闪光感、视物变形、复视，等等。

引起孩子视力障碍的疾病有很多，其中主要包括：

（1）先天性青光眼。患先天性青光眼的青少年的瞳孔大于正常视力的青少年，他们的眼睛灰蒙蒙的，怕光，容易流泪。

（2）先天性白内障。出生前即存在或出生后一年内逐渐形成的晶状体部分或全部混浊，主要表现为白瞳症、眼球震颤、斜视、畏光等。如果家长发现孩子有这种情况，应尽快就医。

（3）先天性视网膜疾病。比如，视网膜色素变性多起病于青少年，以夜盲、视力下降、视野缩窄为主要症状；Stargard病（黄斑萎缩性损害合并视网膜黄色斑点沉着）是青少年黄斑营养不良性疾病中常见类型。

影响孩子视力的因素很多，不在此赘述。青少年对于自身健康状态的自主认知水平往往不高，尤其是年龄较小的孩子，并不知道自己的视力其实已经出现问题。因此，眼科医生建议从幼儿期就应对孩子进行定期眼部保健检查，建立屈光发育档案，以便尽早发现孩子的视力问题。

## 第五节　眼的生长发育

眼的生长发育与机体的生长发育是局部与整体的关系。机体的各细胞、组织、器官均由囊胚发育，经细胞繁殖分化成的外、中、内三个胚层，在基因与基因外因素的相互作用下，经过胚胎诱导、获得细胞决定、产生细胞分化这些循环反复并有精密的时间和空间顺序的过程，最终发育而成。

## 一、眼球大小

人的眼球在胎儿时期和出生之后几年一直都处于生长发育过程中。人在出生时眼睛较小，呈椭圆形略扁的球体，它的前后径（眼轴）仅有 17 毫米左右。从出生到 3 岁，眼球与身体同步快速发育，眼轴也迅速增大到 22 毫米，接近正圆形球体。大约 5 岁时，眼轴长度接近成人。正常视力的孩子在 5—15 岁时眼轴略有增长，总的来说不超过 1 毫米，眼球发育成熟，不再发育增长。

## 二、角膜

与机体的其他任何器官相比，新生儿出生时角膜的大小形态更接近成人。出生后角膜的直径变化很小，但屈光力会有比较大的变化，这种变化与青少年时期的近视相关。由于角膜是屈光的组成部分，角膜弯曲半径的变化影响视网膜成像的清晰度。为了保持正视状态，角膜弯曲的变化必须与晶状体、眼轴长度变化保持很好的平衡。大多数研究支持，出生后 1 年内角膜弯曲度变化最明显，这些变化与出生后早期眼轴迅速增长相平衡。除此以外，角膜各方向弯曲度的差异是形成散光的重要因素，因此，出生后 1 年散光度数也会有一定程度的变化，而 1 岁后变化则不明显。

## 三、晶状体

晶状体是适应眼轴长度变化的最重要的结构，对屈光的影响也最明显。晶状体快速增长至大约 3 岁，然后速度减慢。出生后 1 年中，由于角膜变平，角膜屈光力减弱 3D—5D。因此，保持止视所必需的屈光力主要由晶状体完成。

## 四、黄斑

黄斑是人眼视觉最敏锐的地方。黄斑中心凹在妊娠早期就开始发育，婴儿出生时黄斑中心凹的发育尚未成熟，这可能是新生儿视力相对较弱的原因。4 岁时，黄斑中心凹才完全发育成熟。出生后黄斑中心凹明显的发育，说明这一时期如果没有良好、清晰的视觉刺激，孩子很容易形成弱视。

## 五、视力变化

吕姿之的研究发现，刚出生时的婴儿，视力极差，只有光感，对光线会有反应，能看到的图像是一片模糊的；出生一个月左右，可以看到距离 20—30 厘米的物体；出生两个月时，随着身体的发育，眼睛视力开始从 0.01 发育，这时的眼睛会跟随移动的物体转动，并开始出现保护性的眨眼反射；出生 4 个月时，视力达到 0.02—0.05，婴儿可以观察到自己的手，有时还能用手去触摸看到的物体；到了 1 周岁时，孩子的视力已达到 0.2—0.3，这时他们动作协调，可用手抓取更小的物品。一般来说，视力达到 0.8 大约在 4 岁，六七岁孩子的视力已经达到 1.2，视力发育完善的年龄大约是 14 岁。

视力的好坏依赖于 3 个基本因素：眼部因素、生理因素和心理因素，而视觉发育存在关键期。在此关键期，正常视觉输入如果受到干扰，不管是眼部介质混浊、屈光不正和散光，还是其他视觉异常，都会导致视力下降或弱视。

## 六、屈光度的变化

眼生长发育屈光度的变化情况：

（1）婴儿在出生6—8个月时，平均屈光力为+2.00D ± 2.00D，呈正态分布。

（2）1岁时，平均屈光力为+1.00D ± 1.10D，屈光度呈正视化。

（3）2岁前是眼睛发育的关键期。所以，家长一定要关注孩子的眼睛发育。

由于婴幼儿表达和理解能力有限，其所表达的视力常常低于实际视力。视力的发展不仅取决于视网膜上的图像质量，也取决于神经系统对图像的处理能力。因此，在视觉发育期内，任何影响上述因素的情况都可能造成青少年视觉发育不良。

# 第三章

# 眼保健与营养

青少年正处在快速生长发育阶段，眼部健康容易受到外部环境和营养状况的影响。眼部健康主要包括眼的外观正常、眼的功能正常及主观上无眼部不适。眼部不适主要包括眼红、眼痛、畏光、流泪、分泌物增多等。眼的功能异常主要指视力下降及眼视功能损害。本章主要讲述青少年眼健康测试与评价、眼健康保健方法、眼健康营养和改善营养的方法。

## 第一节　眼健康测试与评价

眼健康检查方法根据运用场景不同而有不同，比如家庭自检、学校筛查、医院检查等。检查的侧重点不同，但观察的内容和评价标准是一致的，本节将对眼健康检查方法和评价指标进行详细描述。

### 一、眼健康指标

#### 1. 视功能障碍

视功能障碍包括远视力、近视力、视野、色觉、立体觉、同时知觉、融像、对比敏感度等功能的异常。

#### 2. 眼分泌物多

眼睛分泌物多常见于细菌、病毒感染性结膜炎，角膜炎，眼外伤，物理化学刺激，过敏反应，营养缺乏，寄生虫感染等。

#### 3. 眼球疼痛

眼球疼痛常见于青光眼、角膜炎、急性结膜炎、眼球筋膜炎、巩膜炎、眼外伤、隐斜、视疲劳、神经性眼痛、屈光性眼痛等。

4. 流泪和溢泪

流泪常见于结膜炎、角膜炎、虹膜睫状体炎以及泪腺疾病。溢泪常见于泪道狭窄或阻塞、下睑外翻、鼻息肉、鼻中隔偏曲、泪道排出系统的生理功能障碍。

5. 眼球充血

眼球充血包括结膜充血（图 3-1）、睫状充血、混合充血三种。结膜充血病变常位于结膜，而睫状充血病变累及前房、睫状体或巩膜。混合充血是指以上两种情况兼而有之。

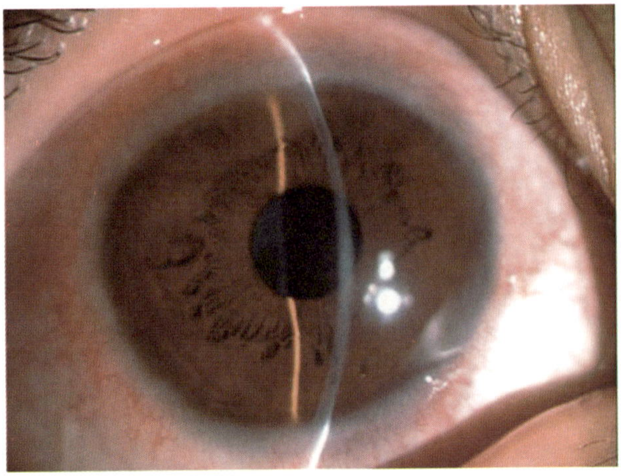

图 3-1　结膜充血

资料来源：葛坚，王宁利 . 2015. 眼科学 . 北京：人民卫生出版社 .

6. 角膜混浊

角膜混浊（图 3-2）常见于角膜水肿、溃疡、角膜新生血管、角膜表面组织增生、炎症、外伤、变性及营养不良、薄翳、瘢痕、白斑、角膜内皮代偿失调、角膜葡萄肿等。

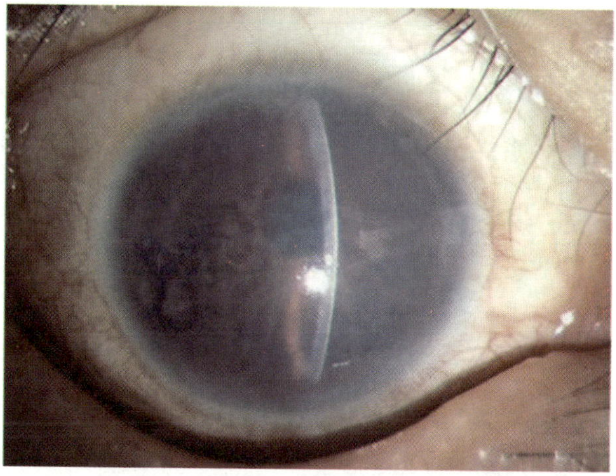

图 3-2 角膜混浊

资料来源：葛坚，王宁利 . 2015. 眼科学 . 北京：人民卫生出版社 .

### 7. 瞳孔变形

瞳孔变形（图 3-3）常见于青光眼、先天性虹膜缺损、先天性虹膜炎、先天性永存瞳孔膜、瞳孔移位、多瞳症、虹膜萎缩、虹膜后粘连、外伤性虹膜根部离断、外伤性散瞳、虹膜脱出等。

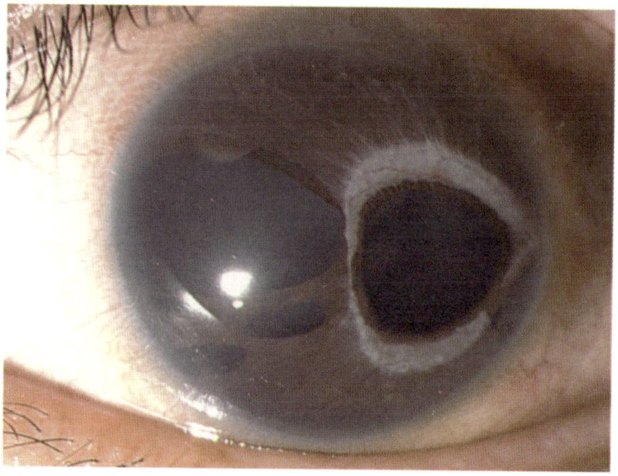

图 3-3 瞳孔变形

资料来源：葛坚，王宁利 . 2015. 眼科学 . 北京：人民卫生出版社 .

8. 白瞳征

白瞳征（图 3-4）常见于白内障、视网膜母细胞瘤、眼内炎、Coats 病（外层渗出性视网膜病变）、永存原始玻璃体增生症、眼内寄生虫、早产儿视网膜病变、瞳孔区机化组织膜、视网膜全脱离等。

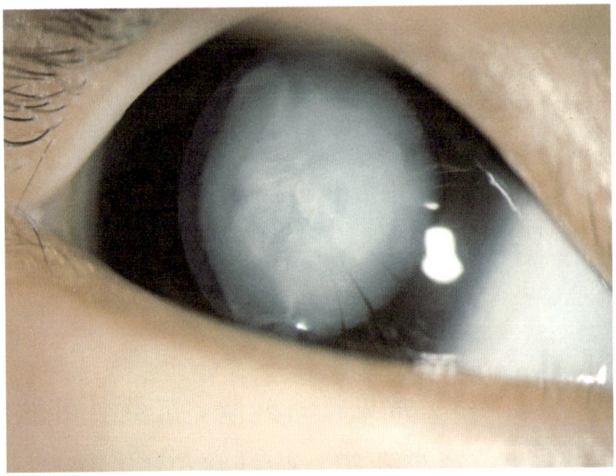

图 3-4 白瞳征

资料来源：葛坚，王宁利 . 2015. 眼科学 . 北京：人民卫生出版社 .

## 二、眼健康测试与检查

### （一）视力检查

视力是分辨二维物体形状大小的能力，中心视力反映视网膜中心凹的视觉敏感度，分为远视力与近视力。

视力表是检查中心视力的重要工具。视力表是根据视角原理设计的，规定人眼能分辨出两点间最小距离的视角为 1 分角，视力是视角的倒数。

目前我国最为常用的是国际标准视力表和 ETDRS 视力表（图 3-5），其中又以国际标准视力表应用最为广泛，在基层医院和学校的视力筛查中发挥着重要作用。

国际标准视力表上 1.0 行的 E 字符号，在 5 米处，每一笔画的宽度和笔画间隙宽度各相当于 1 分视角，能正确认清这一行，则具有 1.0 的视力。

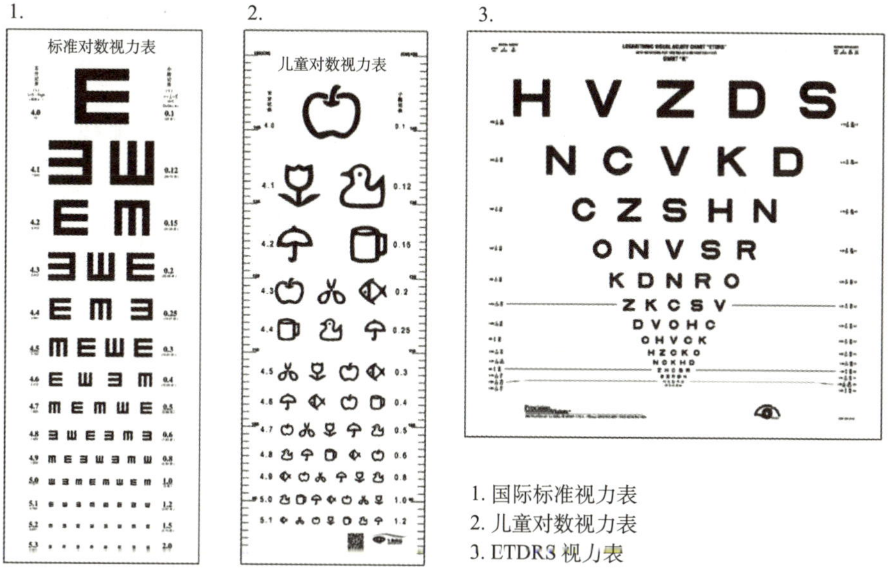


图 3-5　国际标准视力表、儿童对数视力表和 ETDRS 视力表示例

国际标准视力表测试方法如下：

1）测量条件：在标准照明下（80—320 cd/m$^2$），检查距离 5 米，视标的高度与眼睑等高。

2）先测右眼视力再测左眼视力，测量时遮盖对侧眼。

3）自上而下逐行阅读，能正确认清的最小视标代表的视力为受检者的视力。

4）最大视标不能被辨认时，则嘱受检者逐步走近视力表，直到认清为止，最后以实际距离换算患者的视力。

5）如距视力表 1 米的地方仍不能看清最大视标时，则查指数视力，嘱受检者背光而立，检查者伸出不同数目的手指由远及近让受检者辨认，并记录能正确判断指数的距离。

6）如距离5厘米处仍不能正确数指数，则进行手动检查，即在受检者的眼前摆动检查者的手，记录能正确判断手动的距离。

7）受检者如不能正确判断手动，则检查光感。于暗室内用手电照射受检眼，请受检者判断眼前是否有光亮。如判断正确，则记录“光感/距离”，否则为“无光感”。

8）如有光感，则还需检查对光定位能力：受试眼注视前方，将光源放于受检眼前1米处的中、上、下、左、右、左上、左下、右上、右下九个方位，检测受检眼能否判定光源方向，并记录各方位光定位能力。检查时需注意严密遮盖对侧眼。

### （二）对比敏感度检查

对比敏感度为视觉系统能觉察的对比度阈值的倒数。临床上，视觉系统的形觉以视力来确定，通常视力在高对比度下测量。但是，对比敏感度可独立地受到损害而视力尚保持良好，这时病人很难描述自己的症状，因此将对比敏感度的测定作为视力检测的补充尤为重要。对比敏感度由辨别条纹与背景的灰度差别以及条纹的空间频率决定，灰度差别越少、空间频率越高，对比敏感度越高。将不同空间频率作为横坐标，将条纹与背景之间灰度的对比度作为纵坐标，测定不同条件下的分辨能力，可标记为不同的点，将这些点连成对比敏感度曲线。

### （三）暗适应检查

暗适应指从强光下进入暗处或照明忽然停止时，视觉光敏度逐渐增强，从而能够分辨周围物体的过程。测定暗适应能力可以绘出暗适应曲线。正常人在最初5分钟暗适应能力提高很快，以后逐渐减慢，8—15 分钟暗适应能力提高再次加快，15 分钟后又减慢，到 50—60 分钟时为稳定的最高度。暗适应检查可以对夜盲这一主要症状进行量化评定，用于诊断和观察各种夜盲性疾病，如视网膜色素变性、维生素 A 缺乏症、先天性遗传性夜盲症等。可使用对比法检测受检者的暗适应功能，受检者和暗适应功能正常的检查者同时进入暗室，在相同距离和环境条件下分别记录两者在暗室内可辨认周围物体所需要的时间的异同，从而判断受检者的暗适应功能。此外，还可用 Hartinger 暗适应计、Goldmann-Weeker 暗适应计以及与计算机相连的暗适应计等检测被检者的暗适应功能。

### （四）色觉检查

色觉是对不同波长光线成分的感知功能。色觉正常对从事交通运输、美术、医学、化工等工作十分重要，色觉检查是就业、入学、服兵役等体检的必需项目。

色觉异常包括先天性色觉异常和后天性色觉异常。先天性色觉异常者生来辨色能力差，并可能遗传给后代。后天色觉异常为获得性色觉异常，与某些眼病、精神异常、颅脑病变、全身疾病及中毒有关，一般不遗传。

最常用的色觉检查方法是假同色图，又称色盲本。正常人根据颜色分辨，色盲者只能通过明暗判断故而做出错误回答。检查在自然光线下进行，取 0.5 米距离，在 5 秒内辨认正确者为色觉正常，时间延长者为色弱，完全不能分辨者为色盲。除使用色盲本外，还可通过色向排列法和色觉镜检测受试者的色觉。

### （五）立体视觉检查

立体视觉是感受三维视觉空间、感知深度的能力。立体视觉以双眼单视为基础。其形成是由于两眼观察同一个三维物体时，两个眼球之间存在距离，故存在视差角，物体在两眼视网膜上的成像存在相似性及一定的差异，形成双眼视差。大脑视觉中枢融像时，双眼水平视差信息形成了我们感知物体三维形状及该物体与人眼的距离或视野中两个物体相对关系的深度知觉。检查立体视觉可用同视机、立体视觉检查图或计算机立体视觉检测系统。立体视觉锐度的正常值应≤ 60 弧秒。

### （六）视野检查

视野是指当眼球向正前方固视不动时所见的空间范围。视野又分为中心视野和周边视野。中心视野是指注视点 30° 以内的视野范围，主要为黄斑中心范围内的视功能；周边视野是指注视点 30° 以外的视野范围。

正常人动态视野的平均值约为：上方 60° ，下方 70° —75° ，鼻侧 60° ，颞侧 90° —100° 。常用的视野检查方法有对照视野检查法、Goldmann 视野计检查法、自动视野计检查法、弧形视野计检查法等。

### （七）视觉电生理检查

外界物体在视网膜成像经光电转换以神经冲动的生物电形式经视路传导到视皮层，形成视觉。视觉电生理检查是通过视觉系统的生物电活动检测视觉功能，包括视网膜电图、眼电图和视觉诱发电位。

眼电图主要反映视网膜色素上皮和光感受器的功能，也用于测定眼球位置及眼球运动的变化。闪光视网膜电图以闪光作为刺激，主要反映视网膜细胞的状态。图形视网膜电图以图形为刺激，主要反映视网膜神经节细胞层的状态。视觉诱发电位是视网膜受闪光或图形刺激后，在视皮质枕叶视觉中枢诱发的生物电，反映视网膜、视路、视觉中枢的功能状态。

### （八）眼附属器检查

#### 1. 眼睑检查

观察眼睑有无缺损，皮肤色泽是否正常，有无肥厚、皮疹、水疱、糜烂、溃疡、痂皮、瘢痕、包块，硬结和皮下瘀血，触诊有无压痛或捻发音。观察双侧睑裂高度、上睑缘位置，眼睑是否对称，是否能完全闭合，有无内眦赘皮。睑缘有无睑内翻或睑外翻，有无红肿、充血、肥厚、鳞屑、脓痂或溃疡、睑板腺开口有无堵塞。有无睫毛排列紊乱、倒睫、脱落或秃睫。

#### 2. 结膜检查

用拇指轻拉下睑中央皮肤，令受检者向上看暴露下睑结膜；用拇指和食指捏转上睑皮肤暴露上睑结膜。观察其是否光滑，血管纹理是否清晰、是否充血，有无结石、异物、滤泡、乳头增生、溃疡、假膜或膜、瘢痕或肉芽肿、新生肿块等。观察穹隆的深浅，有无睑球粘连、瘢痕、异物。观察球结膜有无充血、水肿，有无结膜下出血、结节、溃疡、干燥及 Bitot 斑（比托斑）、新生肿块或色素斑。

#### 3. 泪器检查

泪腺区皮肤有无红肿及“S”形外观，皮下有无肿块、压痛。泪点位置是否正常，有无内外翻、狭小、闭塞及分泌物。泪囊区有无红肿、压痛、肿块或瘘管，挤压泪囊时有无泪液或分泌物自泪小点溢出，其性质及量如何。

### （九）眼球位置及运动检查

观察双眼角膜是否位于睑裂中央且双眼对称，有无眼球突出或内陷、有无眼球震颤或斜视。嘱受检者向左、右、上、下、左上、左下、右上、右下方向注视，观察眼球向各方向运动有无障碍或亢进、双眼运动是否对称（图 3-6）。

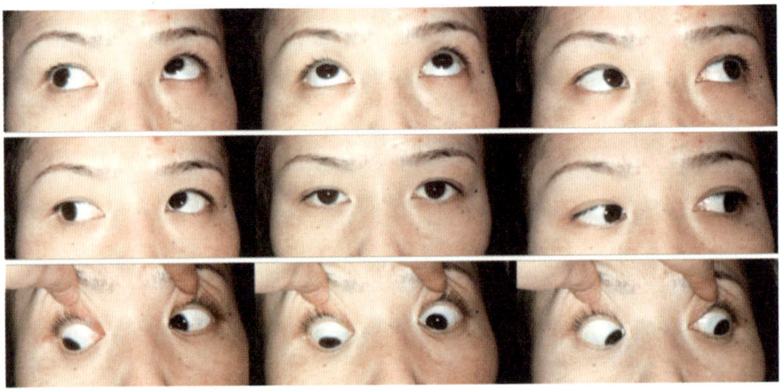

图 3-6　眼球位置及运动检查

资料来源：葛坚，王宁利 . 2015. 眼科学 . 北京：人民卫生出版社

### （十）眼眶检查

眼眶检查主要包括观察双眼眼眶是否对称，触诊了解眶缘有无压痛、缺损或肿物。

### （十一）眼球检查

检查眼前段常用两种方法：一种是斜照法，即一手持聚光手电筒，从侧方距眼约 2 厘米处斜照于检查部位，另一手可持 13D 放大镜聚焦于眼前节各检查部位；另一种是应用裂隙灯及其附件进行检查。裂隙灯显微镜检查是眼科常用的检查方法。裂隙灯显微镜（图 3-7 左）由光源投照系统和放大系统组成，可调节焦点和光源宽窄，形成光学切面，观察外眼、眼表、眼前段和前段玻璃体情况，在房角镜、前置镜、三面镜辅助下了解房角、玻璃体及视网膜的情况。

眼后段检查是诊断玻璃体、视网膜、脉络膜和视神经疾病的重要手段，并可发现和监测某些伴有眼底改变的全身性疾病。眼底检查法包括直接检眼镜（图 3-7 右）、间接检眼镜、三面镜和前置镜检查。

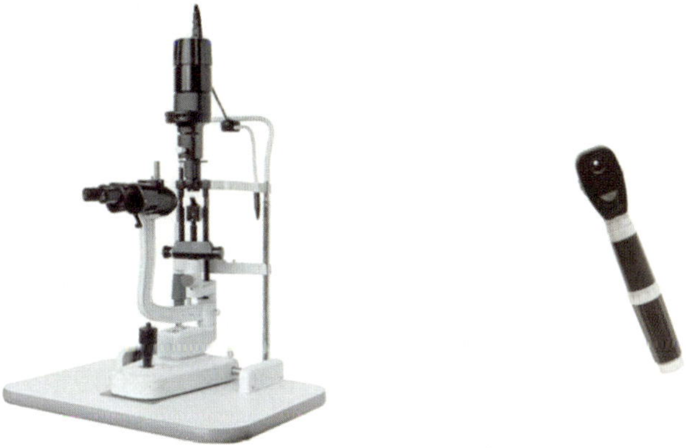

图 3-7　裂隙灯显微镜（左）和直接检眼镜（右）

### （十二）眼压测量

眼内压一般称为眼压。临床上，眼压是根据眼球受力与变形的关系进行测量的，这种测量可以直接作用于角膜，或不与角膜接触而通过一股气流间接作用于角膜。眼压测量方法可分为指测法和眼压计测量法。

指测法是最简单的定性估计眼压方法，需要一定的临床实践经验。测量时嘱咐患者两眼向下注视，检查者将两手食指尖放在上眼睑皮肤面，两指交替轻压眼球感觉其张力，估计眼球硬度。

初学者可触压自己的前额、鼻尖及嘴唇，粗略感受高、中、低三种眼压。记录时以 *Tn* 表示眼压正常，用 *T*+1—*T*+3 表示眼压增高的程度，用 *T*−1—*T*−3 表示眼压降低的程度。眼压计常用的是压陷式眼压计测量法、压平式眼压计测量法和非接触式眼压计测量法。

### （十三）影像学检查

随着科学技术的进步，计算机技术使影像的时空分辨率有了重大提高。新的影像技术能从多方位、多层次显示眼部解剖结构及病理变化，成为眼科重要的检查手段之一。

眼科影像技术与设备有多种类型。主要类型为射线诊断系列、声像诊断超声技术、眼底血管造影系列及光信息图像分析。

射线诊断系列是以 X 射线为基础发展起来的影像诊断方法，如计算机断层成像（CT）。

声像诊断超声技术如一维成像的 A 超、二维成像的 B 超、三维成像超声，此外还有彩色多普勒成像及超声生物显微镜（UBM）等。

眼底血管造影系列常用的是荧光素眼底血管造影（FFA）和吲哚青绿血管造影（ICGA）。

光信息图像分析是以光扫描形式将所获信息数字化处理，再以直观的形式显示，提供量化诊断指标，如晶状体形状图，角膜地形图、眼底地形图等。

此外，还有角膜工具——显微镜及共焦扫描激光多普勒血流分析仪分别对角膜细胞和眼底的血流进行测定。

另外，光学相干断层成像（OCT）分辨率高，成像速度快，是眼底视网膜疾病检查的有力的手段。

## 三、眼健康评价

眼健康的评价是基于全身状况基础上的对眼部的评价，广泛应用于眼部体检及眼底筛查。常用的眼部正常值如下：

（1）视力：正常成人的远视力在 1.0 或以上。

（2）眼压：正常眼压范围是 10—21 毫米汞柱。

（3）眼位检查：双眼的眼位正，无斜视，眼球各方向运动良好。

（4）眼前段检查包括：

1）眼睑：无红肿，无内外翻。

2）泪小点：开放。

3）睑板腺：开口无分泌物阻塞。

4）泪膜：稳定，泪膜破裂时间小于 10 秒为泪膜不稳定。

5）结膜：无充血、水肿、出血，无乳头增生，无滤泡增生。

6）角膜：透明，横径为 11—12 毫米，垂直径为 10—11 毫米。

7）前房：房水清澈，中央深度为 2.5—3 毫米。

8）虹膜：纹理清晰，无萎缩，无新生血管，无前、后粘连。

9）瞳孔：双侧等大等圆，居中，对光反射灵敏。

10）晶状体：透明。

（5）眼后段检查包括：

1）玻璃体：透明。

2）视神经盘：边界清晰，颜色淡红。

3）杯盘比（C/D）：正常值小于 0.3，两眼相差小于 0.2，大于 0.6 为异常。

4）血管：动脉和静脉的管腔比为 2 ∶ 3，血管走行正常。

5）黄斑：中央凹反射存在。

6）其他：无出血、无水肿、无渗出、无色素异常、脱离、变性等。

（6）屈光状态：正视眼的屈光状态为-0.25D—0.50D。

## 四、眼健康测试与评价注意问题

（1）眼部检查要先右后左、从外到内、从前到后，避免遗漏。

（2）当患有传染病时，应先查健眼，再查患眼。

（3）视力是眼健康的重要指标，要重视视力的检测。

（4）注重双眼的对比。

（5）眼的发育和功能与全身的发育密切相关，在眼部健康检查中要有整体的概念，充分认识眼疾病与全身疾病的关系。

# 第二节　眼健康保健方法

## 一、视力保健

屈光不正是青少年最常见的眼部问题，是引起青少年视力下降的主要原因。屈光不正包括近视、远视、散光，其中近视是儿童青少年最常见的屈光不正类型。在当今社会，近视遍布于各年龄人群，其患病率各国报道不一。目前，青少年近视已经成为全球关注的公共卫生问题，国家也高度重视儿童青少年近视问题，将近视列入儿童青少年常见疾病范围进行重点防控。2016年，我国首份系统研究视觉健康的白皮书《国民视觉健康》发布，指出我国近视发生率约47%，其中青少年近视率已经高居世界第一。国家卫生健康委员会2019年公布的2018年全国儿童青少年近视调查结果显示，我国儿童青少年总体近视率为53.6%，且呈高发和低龄化趋势。若不采取有效的措施进行干预，我国在航空航天、精密制造、军事等领域将面临符合视力要求的巨大劳动力缺口。

近视的发生、发展既有遗传因素的影响，也有环境因素的作用。在遗传因素不能改变的前提下，环境因素的防控显得尤为重要。预防近视的方法有以下几个方面。

### 1. 形成良好的用眼习惯

不正确的书写和阅读姿势也是导致近视发生、发展的因素。因此，保持正确的读写姿势对预防近视非常重要。

（1）书写要注意保持“一寸一拳一尺”的姿势：握笔手指离笔尖一寸，胸口离桌一拳，书本离眼睛一尺。其次，要保持正确的坐姿，头摆正，肩放平，身体直，稍前倾，两腿并排脚放平。看书时，把书拿起来斜放在桌面上。写字时，拇指和食指捏笔，中指在下托笔，笔杆与桌面呈50°左右，这样的书写姿势可以保证眼睛能看到笔尖。建议家长尽量安排高度合适的桌椅供孩子学习时使用，同时指导和督促孩子保持正确的读写姿势。

（2）连续读写时间不宜过长，小学生不超过20分钟，中学生一般不超过40分钟，读写20分钟或40分钟后要休息10分钟，休息期间可以通过远眺或做眼保健操的方式使眼睛得到休息。

（3）读书和写作业时的环境和照明也非常重要，光照强度应大于300勒克斯，不要在光线昏暗的环境中看书，不要在走路、吃饭时看书，不要躺在床上或趴在床上看书。

（4）尽量选用字体清晰的书本阅读，除了必要的线上学习，尽量减少看电子书或看电脑的时间。

保持正确的读写姿势对于维持双眼正常发育具有重要作用。歪头看书或写作业往往是双眼视觉发育不均衡的重要原因。为了保证眼睛的健康，青少年一定要端正坐姿，养成良好的读写习惯。

### 2. 增加户外活动时间

近年的研究发现，有效的户外活动是防控近视的有效方法，就是让青少年有时间沐浴在阳光下，并增强体质。青少年需要每天进行 2 小时（每周 14 小时）的户外活动，户外活动可明显降低青少年的近视发生率。

户外活动中对近视预防真正起作用的不仅仅是活动，更多的是自然光照。阳光可以刺激视网膜产生较多的活性物质多巴胺。多巴胺作为一种神经传导递质，可调节眼睛巩膜和视网膜之间的信息传递，促进眼球的正常发育，抑制眼轴增长，从而达到预防或延缓近视发生、发展的目的。

### 3. 科学使用电子产品

长时间观看电子产品是青少年近视发生和发展的危险因素。因此，减少每次观看电子产品的时间和控制观看电子产品的总时长对近视防控非常重要。

观看电子屏幕的建议用眼习惯是看屏幕 20 分钟后，要抬头眺望约 6 米（20 英尺）外 20 秒钟以上，即常说的“20-20-20”口诀。因此，建议小学阶段的孩子每次使用电子产品的时间不超过 20 分钟，每天使用电子产品的总时间应控制在 2.5 小时以内；中学阶段的孩子每次使用电子产品的时间不超过 30 分钟，每天使用电子产品的总时间应控制在 4 小时以内。注意每次使用电子产品后要让眼睛至少休息 15 分钟，青少年在休息期间可以眺望远处，也可以做眼保健操，从而使眼睛得到适当的休息。另外，为有效控制观看电子产品的总时间，除了每天的线上学习时间外，尽量减少使用电子产品的时间，如打电子游戏等。

另外，青少年在使用电子产品时应注意眼睛与电子屏幕之间的距离。在观看电脑时，眼睛与电脑屏幕的距离应不小于 50 厘米，看向电脑的视线微微向下，电脑屏幕的中心位置应该在眼睛视线下方 10 厘米左右，此时，眼睛注视的视线与眼睛的水平线大约呈 15° 。观看电视时，眼睛距离电视屏幕 3 米以上或 6 倍于电视屏幕对角线的长度，屏幕中心点高度同样略低于学生坐姿时眼睛的高度。应在光照充足的房间使用电子产品，房间光线不足时应打开房间顶灯或台灯。使用的电子产品屏幕亮度应与环境亮度相适应，不宜过亮或过暗。如果电脑靠近窗户，应保持电脑屏幕背对窗户，避免强光直接照射屏幕，减少屏幕反光。

#### 4. 选择合适的电子产品

（1）选择电子产品时屏幕的大小很重要，有条件的情况下尽量选择屏幕较大的电子产品。建议的优先顺序为投影仪、电视、电脑、平板电脑，最后为手机，可以选择将课程投影到大屏幕或链接到较大屏幕的电视上，这样才有可能在大于 3 米的远距离处观看，避免近距离用眼。

（2）尽量选择屏幕分辨率较高的电子产品，以减少用眼不适和疲劳。

（3）选用带液晶显示器的电脑，屏幕亮度调整至看上去舒服的状态，不要太刺眼。

## 二、青少年常见眼病

青少年常见的眼病包括结膜炎、眼干燥症等，这些疾病会出现眼睛痒、眼睛红、异物感、流泪、视疲劳等症状，严重者还会影响青少年的正常生活和学习。

### （一）结膜炎

结膜位于眼球表面，与多种多样的微生物及外界环境相接触，结膜本身又具有丰富的血管，因此比眼部的其他组织更易发生炎症反应。结膜炎是眼科最为常见的疾病。

结膜炎可分为细菌性结膜炎、变应性结膜炎、化学性结膜炎、全身疾病相关性结膜炎、继发性结膜炎和不明原因性结膜炎等。其中最为常见的是细菌性结膜炎和变应性结膜炎。

#### 1. 细菌性结膜炎

（1）细菌性结膜炎也就是俗称的“红眼病”，它的表现包括眼部刺痛、眼红，伴分泌物增多。起初分泌物为浆液性，随着病情进展为黏液性及脓性。一般视力不受影响。

（2）细菌性结膜炎的病因：常与眼部卫生状况不良有关。正常情况下，眼睛表面、结膜囊可存有细菌，当有不良环境刺激如粉尘烟雾、睡眠不足、眼部卫生状况不良，机体抵抗力下降时，则容易出现致病菌侵害。

（3）细菌性结膜炎的治疗：分泌物较多时冲洗眼部，局部滴用抗生素眼药水和眼膏。

#### 2. 变应性结膜炎

（1）变应性结膜炎的表现：眼部瘙痒、眼睑水肿、结膜充血和结膜水肿。

（2）变应性结膜炎的病因：眼睛接触到变应原，如花粉、螨虫、动物皮屑等而出现的眼部超敏反应。过敏体质的青少年较易出现。

（3）变应性结膜炎的治疗：避免接触变应原，局部滴用抗过敏眼药水，加强锻炼，增强抵抗力。

#### 3. 结膜炎的预防与保健

（1）避免用手揉眼：用手揉眼是一个坏习惯，如果手不小心接触到细菌、病毒等，细菌、病毒等会通过接触传播，可能造成眼部感染。

（2）结膜炎多为接触传染，故提倡勤洗手洗脸。不与患有结膜炎的家庭成员共用毛巾等物品，建议家庭成员洗漱用品分离，并定期进行消毒。

### （二）眼干燥症

眼干燥症是由泪液的量或质或流体动力学异常引起的泪膜不稳定和（或）眼表损害，从而导致眼不适症状及视功能障碍的一类疾病。

青少年越来越多地使用电子产品进行学习和娱乐，常常会出现眼睛干涩、灼热，或有异物感、视力不稳定、暂时模糊的现象，严重或敏感者可能还会觉得睁眼困难、眼球胀痛甚至头痛。这一系列症状，在临床上被称为视频终端综合征。这是由于当眼睛注视电脑或手机屏幕时，眨眼次数会减少，而眨眼是保证泪膜均匀分布在眼表的重要条件。人在正常情况下平均每分钟眨眼20次左右，而使用电脑或手机时，长时间睁眼凝视快速变动的屏幕，眨眼次数明显减少，甚至每分钟只有4—5次。泪膜不稳走引起眼干涩的症状出现。

1. 眼干燥症的表现

眼干燥症多表现为眼睛有干燥感、异物感、烧灼感、疲劳感、不适感和视力波动等，眼部可出现烧灼感、刺痛、畏光和视物模糊等。

2. 眼干燥症的治疗

（1）控制电子设备使用时间。

（2）物理治疗：清洁睑缘、睑板腺按摩、湿热敷。

（3）局部滴用润眼的眼药水，必要时在医生指导下滴消炎眼药水。

3. 眼干燥症的预防

（1）连续注视手机或电脑屏幕的时间不要太长，根据“20-20-20”口诀，建议看屏幕20分钟后，要抬头眺望6米外20秒以上。

（2）保证室内合适的温度和湿度。室内温度和湿度不合适也容易引起眼睛不适，尤其在室温较高和湿度较低时，更容易导致眼睛干涩和疲劳。建议室内温度可控制在18—20℃范围内，室内保持一定的湿度，如可以在房间内放置一些水或者使用加湿器；也可适量摆放一些绿色植物，一方面能促进空气质量改善，保持空气湿润，另一方面，眼睛在疲劳时注视绿色植物也能得到一定的缓解。

（3）青少年在使用手机、电脑时，尽量有意识地提醒自己多眨眼，可每分钟眨眼12—16次，并且要完全闭上再睁开，保证泪液充分湿润眼睛。

（4）湿热敷是缓解眼睛干涩和疲劳的有效方法。热敷的方法是把 60℃左右的热毛巾放在闭着的眼睛上。这样简单的眼睑湿热敷可以刺激泪腺体分泌，促进眼部血液循环，减少眼干燥症的发生。

（5）如果是接触镜佩戴者，建议适时地交替使用框架眼镜，即接触镜与框架眼镜轮换使用，最好多佩戴框架眼镜。

（6）如果眼干燥症症状比较严重，通过以上方法不能缓解者，可以考虑滴用不含防腐剂的人工泪液来缓解症状。

### （三）眼外伤

眼外伤是指任何机械性、物理性和化学性的外来因素作用于眼部而造成视觉器官结构及功能性的损害。

#### 1. 眼外伤的分类

眼外伤的分类如图 3-8 所示。

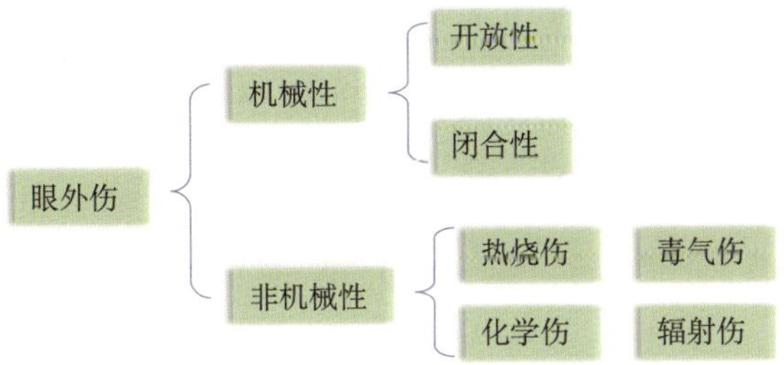


图 3-8　眼外伤的分类

#### 2. 眼外伤的处理原则

（1）有全身其他重要脏器损伤者，应在抢救生命的基础上再进行眼科处置。

（2）对开放性眼外伤，需要尽快闭合伤口。

（3）对眼部多部位损伤，应先修复眼球，再处理附属器外伤。

（4）化学性烧伤、毒气伤及热烧伤等属于一级急救，应就地先行大量生理盐水或洁净水冲洗后，尽快就医。

（5）复杂眼外伤如眼挫伤、破裂伤、眼内异物、眶及视神经管损伤等属于二级急救，应首先进行必要检查，针对伤情制订治疗方案。

## 第三节　青少年眼健康营养

青少年期是成长发育的关键阶段，合理的营养是青少年生长发育的物质基础，也是提高视觉功能、健康成长的保障。这一时期营养需求的显著特点是，不仅仅要维持青少年的生命活动和学习工作，更要满足其迅速生长发育的需要。在青少年发育期间，由于机体的物质代谢是合成代谢大于分解代谢，因此，其所需的能量和各种营养素均比成年人多，尤其是蛋白质、脂类、钙等微量元素。因此，只有充足的营养才能保证青少年的正常发育。

### 一、多吃富含维生素 A 的食物

视网膜的基本功能是感受外界光刺激，并将这种形式的刺激能量转换成神经纤维上的电信号。人眼中将光能转换成电信号的神经细胞为感光细胞，感光细胞中有一种特殊的蛋白质——视紫红质。视紫红质是接受光刺激而产生视觉的物质基础，由视蛋白和 11- 顺式视黄醛结合而成。感光细胞接收到光刺激后，11- 顺式视黄醛转变为全反式视黄醛并与视蛋白分离，此过程产生电能刺激视神经形成视觉。全反式视黄醛重新还原转化为 11- 顺式视黄醛，在暗光下与视蛋白结合，再次形成视紫红质，因而维持着视觉功能。在此过程中，有部分视黄醛被消耗掉，所以必须不断地补充视黄醛，而视黄醛由维生素 A 转变而来。视紫红质含维生素 A 的多少决定了人眼在暗处的视物程度。

视紫红质在视觉形成中有不可或缺的作用，但人体自身不能合成维生素 A，因此消耗的视黄醛依赖通过摄取食物而进入血液循环中的维生素 A 补充。维生素 A 可以从动物性食物及植物性食物中获得。动物性来源的维生素 A 易被人体吸收，且吸收后可以快速转化为活性形态，参与人体的新陈代谢。动物的肝脏、全脂牛奶等食物均富含维生素 A。植物性来源主要来自橙色、红色的蔬菜和水果，其中含大量的 β- 胡萝卜素，摄入人体消化器官后，可以转化成维生素 A。

由于维生素 A 与眼部多个组织的发育和功能有关，因此它的缺乏可以引起不同的表现和症状。缺乏维生素 A，常表现为眼睛有烧灼感，对阳光、灯光敏感，日常生活中也常觉得双眼疲劳、头疼、皮肤瘙痒等，身体对疾病的抵抗力下降，严重者还会出现夜间视力差、夜盲、角膜软化症、角膜溃疡等并发症而致盲。张洋和何玲的研究指出，据 1982 年统计，每年在亚洲有 50 万儿童因缺乏维生素 A 而死亡。最近资料估计全世界维生素 A 缺乏每年可造成 100 万—200 万人死亡，50 万学龄儿童因维生素 A 缺乏而致盲，因维生素 A 缺乏的眼干燥症高达 1000 万以上。世界卫生组织在“视觉 2020，全球行动消灭可避免盲，享有看见的权利”行动项目中强调了补充维生素 A 的重要性。随着国民经济水平的提高，维生素 A 缺乏引起的眼部疾病也在逐年减少。

青少年每天需要 5000—10 000 国际单位的维生素 A，可通过食用动物肝脏以及胡萝卜、南瓜、冬瓜等蔬菜，使机体获取足够的维生素 A。过多地摄入维生素 A 也会引起中毒：维生素 A

一次服用30万国际单位以上，会引发急性的中毒；每日服用5万国际单位以上且持续服用6个月，会导致慢性中毒。

## 二、不饱和脂肪酸及DHA

人体除了从食物得到脂肪酸外，还能自身合成多种脂肪酸，包括饱和脂肪酸、单不饱和脂肪酸和多不饱和脂肪酸。有些脂肪酸是人体不能自身合成的，如亚油酸、α-亚麻酸，必需通过食物供给，因此称为必需脂肪酸。

α-亚麻酸的衍生物——二十二碳六烯酸，也就是大家熟知的DHA，是一种对人体非常重要的不饱和脂肪酸，属于ω-3不饱和脂肪酸。DHA是神经系统细胞生长及功能维持的一种主要成分，是大脑和视网膜的重要构成成分，在人体大脑皮层中含量为20%，在眼睛视网膜中所占比例最大，约占50%，因此，对青少年智力和视力发育至关重要。

DHA缺乏引起的症状并不像维生素A缺乏那么明显，但会直接引起视力的下降，长期缺乏时对大脑调节注意力和认知过程有不良影响。不过DHA缺乏多出现在婴幼儿，在正常膳食和营养均衡的青少年中不多见。

## 三、叶黄素

黄斑处于人眼的光学中心区，是视力轴线的投影点，富含叶黄素，黄斑中央凹是视觉最敏锐的区域。黄斑与精细视觉及色觉等视觉功能有关。如果黄斑出现病变，常出现视力下降、眼前黑影或视物变形。叶黄素对于保护黄斑、提高其抗氧化能力、防止其受到光诱导的氧化损伤有重要作用。

## 四、维生素 D 缺乏与近视发展相关

维生素 D 是一种脂溶性维生素，能促进小肠黏膜细胞对钙和磷的吸收、钙盐的更新及新骨生成，也促进肾小管细胞对钙、磷的重吸收，有利于新骨的生成和钙化，防止佝偻病的发生。此外，维生素 D 还有促进皮肤细胞生长、分化及调节免疫功能作用。一般成年人经常接触日光不至于发生维生素 D 缺乏症，婴幼儿、孕产妇及不常到户外活动的人群要增加维生素 D 供给量。如果缺乏维生素 D，儿童可能患佝偻病，成人可能患骨质软化症。

维生素 D 的主要食物来源为含脂肪高的海鱼、动物肝、蛋黄、奶油等，鱼肝油中维生素 D 含量高，而蔬菜、谷物和水果中几乎不含维生素 D。除了食物来源的维生素 D，还可以通过阳光照射由人体皮肤产生。

近年来国外研究发现，近视尤其是高度近视的青少年，其血清中的维生素 D 含量均偏低，因此认为近视的发展与低血清浓度的维生素 D 相关。后续的研究发现，户外活动时间太少是维生素 D 含量低的一个原因。相比于不近视的青少年，近视青少年花更少的时间在户外体育活动上；青少年花在户外运动的时间越少，近视的概率就越大。Rose 等花了 3 年时间跟踪调查了当地小学和中学的 4000 名学生，发现青少年不管做户外运动还是体育锻炼，只要花大量时间在户外，就不容易患近视，室内运动似乎达不到相同的效果。因此，户外活动时间不足是近视发生发展的重要因素，单纯的维生素 D 缺乏并不能引起近视，而额外

补充维生素 D 也不能起到预防近视的作用。

## 五、蛋白质

蛋白质是构成眼球的重要成分，是视力发育的基础物质，组织的修复更新和正常功能发挥都需要蛋白质。视网膜上的视紫红质是由蛋白质和维生素 A 合成的。人体缺乏蛋白质时，除肌肉松软、发育不良、易于感染、贫血外，还会出现视力障碍。长期缺乏蛋白质会导致视觉功能退化，引起视力下降，更容易发生眼疾。青少年处于成长发育的关键期，需要补充比成人更多的蛋白质。鱼虾、肉、奶制品、蛋类及大豆等均富含优质蛋白。饮食单一或过多摄入动物蛋白时，人体内会产生大量的酸性物质，影响钙等矿物质吸收利用，从而影响视力健康。

## 六、微量元素

有研究发现，钙有助于维持眼球壁的硬度，钙元素不足会改变眼球的坚韧性和成形性，从而易引发近视。

铬是人体代谢必需的微量元素之一，若人体缺乏铬元素，就会影响糖代谢和脂代谢等，从而影响胰岛素调节血糖的功能，导致血浆渗透压升高，使晶状体屈光度增加，造成近视。

锰和硒可以保持眼组织正常形态及功能，可影响视觉敏感度，缺乏时可导致近视。

锌间接地影响维生素 A 的代谢，它能够保持视网膜色素上皮正常组织形态和功能。胚胎期缺锌会引起胎儿视神经变性，造成先天性视力不良，影响视力发育。

# 第四节　改善眼健康的营养方法

为保证青少年的眼健康，需要为其补充优质蛋白质、钙、锌等微量元素以及维生素 A、B 族维生素等。因此，青少年的饮食应做到以下几点。

## 一、培养良好的饮食习惯

青少年要做到不挑食、不偏食，要均衡饮食，可参照“中国儿童平衡膳食算盘”（图 3-9），做到每天摄入适量的六大类必需基本食物，保证充足的营养素和能量供应。

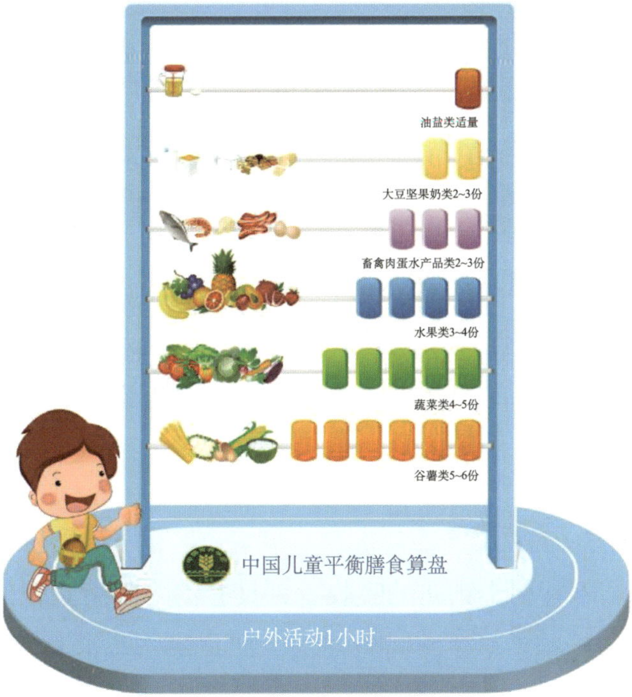
油盐类适量
大豆坚果奶类2~3份
畜禽肉蛋水产品类2~3份
水果类3~4份
蔬菜类4~5份
谷薯类5~6份
中国儿童平衡膳食算盘
户外活动1小时

图 3-9　中国儿童平衡膳食算盘

资料来源：中国儿童平衡膳食算盘 . 2019-05-16. https://www.cnsoc.org/nMedias/6519102022.html.

## 一、有益于视力的膳食搭配

合理膳食有助于眼健康，家长要让青少年摄入有益于视力的营养膳食，主要有以下几类。

### 1. 蛋白质

蛋白质是组成细胞的主要成分，组织的修补更新需要不断地补充蛋白质。富含蛋白质的食物有瘦肉、动物的内脏、鱼虾、奶类、蛋类、豆类等。

### 2. 维生素 A

维生素 A 对眼睛很有益，缺乏维生素 A 的时候，眼睛对黑暗环境的适应能力减弱，严重时易患夜盲症。维生素 A 还可预防和治疗眼干燥症，消除眼睛的疲劳。维生素 A 来源于动物的肝脏、鱼肝油、奶类，植物性的食物如胡萝卜、苋菜、菠菜、韭菜、青椒、红心白薯以及水果中的橘子、杏子、柿子等富含 β-胡萝卜素。

### 3. 维生素 C

维生素 C 是组成眼球水晶体的成分之一，如果体内缺乏维生素 C 就容易使晶状体浑浊，导致白内障。在每天的饮食中，应注意补充含维生素 C 丰富的食物，如各种新鲜的蔬菜和水果，青椒、黄瓜、菜花、小白菜、鲜枣、生梨、橘子等。

### 4. 维生素 D 和钙质

维生素 D 有利于钙质的吸收。钙具有消除眼睛紧张的作用，因此青少年要适当摄入富含钙的食物，如豆类、绿叶蔬菜、虾皮等。炖排骨汤、烧松鱼、糖醋排骨等烹调方法可以适当增加钙的含量。

## 三、控制甜食的摄入量

一些家长会产生疑问：吃甜食与视力有什么关系呢？甜食，也就是高糖食物，是青少年好视力的“大敌”。摄入过多的高糖食物会损害青少年的身体健康，影响青少年的视力。高糖食物对孩子视力的影响表现在以下几个方面。

### 1. 影响眼球壁的坚韧性

青少年摄入过多的高糖食物，会使体内产生大量酸，酸与体内的钙盐中和，造成血钙减少，从而使眼球壁的坚韧性减弱，眼轴更易增长，更易发展成近视。

### 2. 消耗大量维生素 B1

糖在人体中消化吸收时，需要消耗大量的维生素 B1。维生素 B1 对视神经有养护作用，其含量会影响视神经的状态。

### 3. 改变眼球屈光指数

青少年吃过多的高糖食物，会导致血糖上升，房水和晶状体的渗透压随之升高，进而使晶状体变凸，眼睛的屈光指数也出现变化，表现为近视眼。

因此在日常膳食中，家长应控制孩子吃过多的高糖食物，把握好孩子好视力培养的关键期。世界卫生组织在 2019 年的《成人和儿童糖摄入量指南》中强烈建议，将成人和儿童游离糖摄入量降至摄入总能量的 10% 以下，条件性建议将游离糖摄入量降至摄入总能量的 5% 以下，并且没有发现将游离糖摄入量降至摄入总能量 5% 以下造成损害的任何证据。

## 第四章

# 运动与眼健康

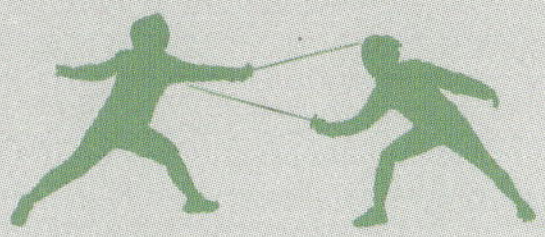

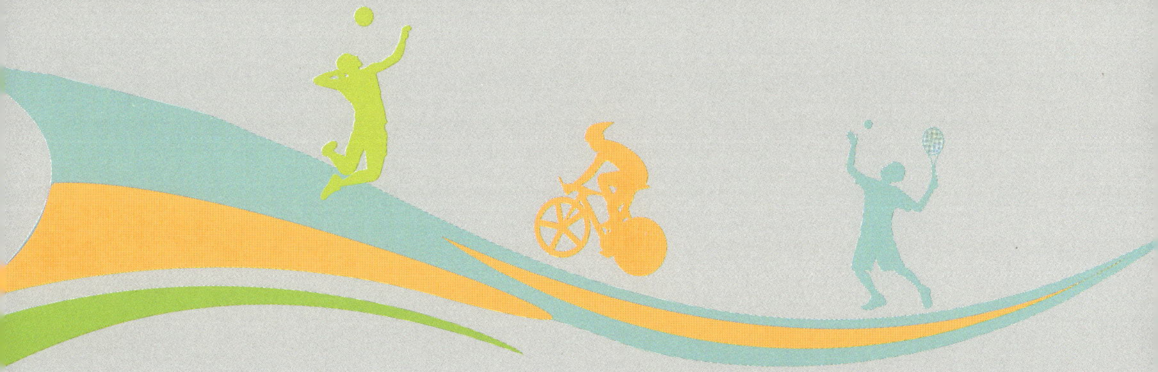

公元前400年，古希腊医学家希波克拉底就提出，体育锻炼是实现健康生活的根本手段。很多研究也发现，有规律地参加体育锻炼可以促进人体的新陈代谢，改善血液循环，促进机体各器官的代谢机能，提高人体骨骼肌的质量和做功能力，从而提高机体基础代谢效率。体育运动不但可以强身健体，使人体肌肉发达，也可以增强眼肌的调节功能，改善眼内压，从而防止青少年视力下降。

## 第一节　运动与健康促进

什么是健康？长期以来，人们把健康理解为远离身体虚弱病症的一种身体状态，或把健康仅理解为没有疾病的一种生存状态，现在看来，其实这只是一种显性或表面上的健康，是对健康的一种片面的理解。真正意义上的健康不仅仅是没有生理性疾病，更包括精神、社会、情绪、智力等方面的健康，能确保高质量的生活状况与生活方式。随着经济水平的不断提高，与父辈相比，青少年的物质生活水平越来越高，身体素质应该越来越好，但是近些年青少年的身体健康状况却令人担忧。

### 一、我国青少年健康存在的问题

目前，青少年存在一些健康问题，而这些问题多源于一些不良习惯。因此，家长应从小培养孩子养成良好的生活习惯。家长、学校和社会应对青少年健康问题予以关注和重视。

2018年9月25日，中国健康教育中心主任李长宁在国家卫生健康委员会召开的新闻发布会上指出，青少年是国家的未来和民族的希望，促进青少年健康也是我国实施“健康中国”战略的重要内容。目前，青少年健康教育面临的核心问题和关键领域包括合理用眼、通过合理膳食和科学运动保持健康体重、积极应对青少年心理问题和网络成瘾问题、养成健康文明的生活方式等。

### （一）近视发生率增加

近年来，近视发生率不断攀升，并呈现低龄化趋势。0—2岁是视觉发育的关键期，此时婴幼儿如果过早地接触电子产品，就会影响其视觉的正常发育。6—12岁青少年的学习压力逐年增大，其用眼习惯也有所改变。青少年长时间近距离地写作业会造成眼调节能力减弱或迟滞，形成远视性离焦，导致眼球前后径增大。

我国青少年近视发生率较高，并随着年级的增长，近视的学生逐渐增多。据国家卫健委的数据，2018年，我国儿童青少年总体近视率为53.6%。2020年，教育部公布的数据显示，与2019年相比，疫情期间中小学生近视率增加11.7%。此外还指出，中小学生近视的几大诱因：认为“近视不是疾病”，戴眼镜即可防治；课后作业时间过长，学业时间挤压运动时间和睡眠时间；校园近视防控缺乏专业医务人员指导。此外专家称，儿童佩戴防蓝光眼镜不能有效预防近视，且蓝光并不都是有害的。若长期戴防蓝光眼镜，蓝光当中的有益波长孩子会接收不到，反而引起近视。造成近视的原因，与长时间近距离用眼、户外活动时间不足直接相关。

此外，青少年近视的其他原因还包括：①不注意用眼卫生，坐姿不正确；②光线不足；③用眼过度。其中最主要的是用眼过度，学校虽然做眼保健操和课间操，但这些不足以让学生的眼睛得到放松，一天上课、看书、做作业的时间大约八九个小时，再加上看电视、玩游戏，导致他们的眼睛容易疲劳。而且近视发生提前了，过去预防近视重点放在9岁以后，现在家长和学校应从幼儿阶段就开始防范孩子近视。

在减轻课业负担后，家长应注意让孩子在家中尽量缩短看电子产品的时间，平时让孩子吃一些富含维生素A和对缓解眼睛疲劳有帮助的食物。

### （二）营养不良和肥胖

青少年营养不良和肥胖问题往往并存。由于存在这两类问题的人群数量都不少，因此这一状况被专家称为“双峰现象”。现在，一些女生期望自己很“骨感”而进行不适当的减肥，体检中发现，有部分女中学生虽然个子长高了，但体重却跟不上，如果按身高体重的标准计算，她们就属于营养不良。另外，近几年女生的胸围指数也有所下降，一些女生为了苗条的身材而过度节食，甚至有的女生通过吃减肥药来达到减肥的目的。

2016年，在全国范围内，青少年营养不良问题相对集中的是西部。在北京，6—18岁的中小学生中，营养不良的占6%—7%。这部分青少年营养不良的原因不同于西部青少年的热量、蛋白质摄入不足，而是偏食、挑食、吃零食过多、为追求模特儿身材而过度节食，等等。

这种盲目的减肥与青少年的审美观念有一定的关系。到底什么是美？一些青少年还存在一些认知误区，有些青少年认为瘦就是美。事实上，青少年尚在发育阶段，如果营养跟不上，就会出现头发枯黄、面色苍白等现象，导致身体抵抗力差，容易生病，不仅没有精力学习，还影响生长发育。所以，青少年要树立正确的审美观和注意饮食均衡。

欣宜妈妈最近特别着急，原来12岁的欣宜即将小学毕业，可是体育成绩却无法达标，因为她太胖，身高只有152厘米，体重却有61千克。她一跑就喘，动作又慢，体育成绩不达标不仅影响个人成绩，还影响班集体成绩。妈妈后悔当初没有让孩子养成良好的饮食习惯。欣宜老爱坐在沙发上，边看电视边吃零食，临睡还要吃夜宵。因此，从小养成良好的饮食习惯，平时加强体育锻炼很重要。

在中小学生中，营养不良和肥胖是同时并存的问题，造成青少年营养不良的原因主要是偏食、挑食、吃零食过多。与营养不良相比，更严重的问题是肥胖。

2010—2012年，中国居民营养与健康状况检测数据显示，我国6—17岁青少年超重率为9.6%，肥胖率为6.4%。这两项比例中，男生高于女生，城市高于农村，而且跟几十年前比，比例上升明显。《中国居民营养与慢性病状况报告（2020年）》的数据显示：6—17岁青少年超重率为11.1%，肥胖率为7.9%。青少年超重率和肥胖率仍呈上涨趋势。肥胖对青少年的生长发育有显著影响，另外，肥胖的学生在学校里也易受其他同学的孤立。

体质量指数（body mass index，BMI）是评定体重的指标。青少年是否属于肥胖可以通过一个简单的计算公式得出，BMI=体重（千克）/［身高（厘米）］$^{2}$。这个指数有不同的标准，如世界卫生组织标准、亚洲标准、中国标准等。在我国，BMI＜18.5为体重过低，18.5≤BMI＜24为体重正常，BMI≥24为超重，其中，24≤BMI＜28为肥胖前期，BMI≥28则为肥胖。

肥胖的主要原因包括遗传因素和环境因素。如果双亲都肥胖，那么孩子的肥胖概率为70%—80%；如果父母中有一人肥胖，孩子的肥胖概率也有40%左右。但是环境的影响也不容小觑。摄入多、消耗少及缺乏运动也是青少年肥胖的主要原因，尤其在孩子处于青春期时，更要注意控制饮食和养成良好的饮食习惯。

超重、肥胖不仅危害儿童青少年的正常生长发育，还会对他们的心理、行为、认知和智力产生不良影响，甚至造成儿童青少年血压、血糖、血脂的升高，影响身体素质。而且青少年时期超重肥胖很容易延续到成年期，增加其成年以后患高血压、糖尿病、高甘油三酯血症和代谢综合征这些慢性疾病的患病风险。目前这些疾病已经呈现低龄化趋势。因此，遏制青少年肥胖已是刻不容缓。为此，国务院办公厅在2017年颁布的《国民营养计划（2017—2030年）》中，将控制学生肥胖率作为一个主要目标。

### （二）身体素质下降

1985年以来，我国进行了多次全国青少年体质健康调查，结果显示，中国青少年的体质在持续下降。速度、爆发力、力量素质是人体运动能力的重要基础。《2008—2010年国家学生体质健康测试数据分析报告》数据显示，1995—2005年，学生身体素质中反应速度素质的50米跑成绩、反应爆发力素质的立定跳远的成绩和反应力量素质的引体向上、斜身引体、仰卧起坐的成绩，除速度素质下降幅度较小外，其他素质均有明显下降。对2000—2014年我国4次国民体质健康监测数据资料的研究发现，反映学生速度、力量素质的50米跑、立定跳远、引体向上、斜身引体、仰卧起坐的成绩基本没有提高。依据青少年身体素质发育理论，男生16岁前和女生13岁前的速度素质发展较快，男女生均在20岁左右达到最好成绩，但该分析报告的数据显示，实际情况与此不相吻合。大学生的耐力、速度、爆发力、力量素质继续下降，一些指标甚至不如中学生，表明大学生更缺乏锻炼。该分析报告显示，2010年，立定跳远、仰卧起坐（女生）和引体向上（男生）的成绩也存在及格率以上成绩随学段升高反而下降的趋势。其中，2010年大学男生引体向上及格率仅为70.44%，近年来，各大学的引体向上及格率更低，大约在50%左右。

### （四）心理问题

青少年正处于发育阶段，往往情绪变化波动较大，较容易出现心理问题，如青少年抑郁症、社交恐惧症、焦虑症等。青少年抑郁症往往表现为情绪低落、学习效率下降、注意力不集中、体验不到快乐且自我评价比较低等。他们往往在意他人对自己的评价，有些学生有时候觉得活着没有意思，有自杀倾向甚至自杀行为。有些青少年有社交恐惧症，常常表现在与他人交流过程中感到尴尬、焦虑不安，出现身体不适症状，有逃避社交的想法。患有焦虑症的青少年往往伴有担心、恐惧等心理，伴有自主神经功能紊乱，或者出现心烦意乱、坐立不安的情况。上述心理问题在青少年期较常见。根据临床现代心理学的相关研究显示，青少年的心理疾病可以通过体育运动进行辅助治疗，体育运动不仅有利于减轻他们的生理疾病，还有利于改善心理方面的不良状态。

## 二、体育运动的功能

强健的体魄离不开体育，体育就是要“以体育人”。习近平总书记在2018年9月10日出席全国教育大会时指出：要树立

“健康第一”的教育理念，“开齐开足体育课，帮助学生在体育锻炼中享受乐趣、增强体质、健全人格、锤炼意志”①。如今足球、篮球、冰雪运动等体育项目进入校园，在丰富学校体育教学活动内容的同时，还能培养学生积极健康的生活方式，让广大青少年在体育锻炼中全面、健康成长。那么，体育运动的功能有哪些？

### （一）健身功能

体育运动能改善和增强中枢神经系统的功能；促进机体的生长发育，提高运动系统的技能；使内脏器官的机能得到提高；提高人体的适应能力；提高人体免疫能力，起到一定的防病作用。另外，体育运动对青少年的智力发展具有积极作用。青少年在进行体育运动的过程中，能够锻炼观察能力、记忆能力和思维想象能力。实践证明，经常参加体育运动的学生，其智力水平得到一定程度的提高。此外，体育运动能够提升青少年的神经传导速度，增强神经系统的灵活性，促使青少年在运动中发挥自身优势，培养自我价值感。

### （二）娱乐功能

体育的娱乐功能主要通过两方面表现出来：一是体育本身特有的魅力；二是人们参加体育运动所获得的乐趣。体育往往以其动作的高难度、造型的艺术化、形式的多样化、竞赛的激烈性和比赛结果的不确定性，以及适应性、社会化的特点，给参与者及观赏者带来强烈的感情和情感体验。青少年在自己喜爱的运动项目中成功地完成某一动作，在与同伴良好的配合中，在与对手

---

① 人民网评：树立健康第一的教育理念 . 2018-09-18. http://opinion.people.com.cn/n1/2018/0918/c1003-30300889.html.

的较量中，在战胜自我的喜悦中，都能获得心理的满足和快感，使自我价值得到充分展示，增强了自己的自尊心、自信心、自豪感。

### （三）教育功能

体育的教育功能有两个方面的含义：一是具有典型意义的学校基本教育；二是具有泛指意义的社会教育。在竞技场上，体育运动带给人们的情感冲击直接而强烈，这一点在青少年身上表现得更加淋漓尽致，体育比赛无论输赢，都是青少年的成长经历，都会是人生的收获。

### （四）政治功能

体育的政治功能，一方面体现在国际交往的舞台上，另一方面体现在促进大至一个国家、一个民族，小至一个集体的内部安定团结。无论是 1990 年我国举办的第十一届亚洲运动会，还是 2008 年举办的奥运会，都是典型范例。

### （五）经济功能

体育是人的活动，特别是体育成为一种很多社会成员参加的经常性活动后，往往是在一定物质消费的基础上进行的，要消耗一定的人力、物力和财力。因此，与体育活动相关的服装、器材、装备和体育场地设施等相关产业就会随之产生，体育服务等社会经济行业也应运而生。

### （六）社会交流功能

体育运动能增加人与人之间的交流和交往，增进人与人之间的相互了解，改善人际关系。国际体育交往还能够促进国家与国家之间的相互了解和相互信任，有利于人类社会的和平与发展。“小球推动大球”是中国外交史上的一段佳话，借助乒乓球运动，中美关系的坚冰开始融化，被称为“乒乓外交”。

## 三、体育运动促进青少年健康

### （一）体育运动促进青少年生理健康

青少年参加体育运动可以预防肥胖，促进骨骼的生长发育，提高心肺功能，还可以为大脑提供更充足的血液和氧气，促进神经保护性物质及生长因子的产生，促进神经元的发育，提高智力水平。另外，适当的体育运动（如乒乓球、羽毛球运动）还可以在一定程度上预防青少年近视的发生，对已近视者的视力也有一定的改善作用。

### （二）体育运动促进青少年心理健康

体育运动可以提高机体内去甲肾上腺素和内啡肽的水平，从而缓解压力、改善情绪，帮助青少年消除焦虑、抑郁、疲劳、紧张等。国外医生在对抑郁症患者进行心理治疗时，也会让患者多参加体育运动。

体育运动过程中，通过团队合作，青少年可以结交朋友，树立团结意识；通过比赛竞争，激发自我提高的动机，培养勇于进取的精神；通过克服体育运动中的困难，培养坚强的意志品质；体育运动还能提高青少年的注意力、观察力、判断力、记忆力、思维反应和想象能力，从而为学习活动提供有效的保证。

# 第二节　运动与眼健康

对青少年来说，除了均衡的营养外，每天进行体育锻炼也是必不可少的。很多家长对此有共识，从小学开始，就督促孩子参加室内篮球、游泳等运动。但他们可能不知道，户外运动也是预防近视的有效方法。有研究发现，每天坚持两个小时的户外活动，可以有效降低青少年近视的发生率，因为在充足的自然光线下，瞳孔会变小，可以使成像更加清晰。同时，进行乒乓球、足球、呼啦圈、跳绳等户外运动时，眼睛更喜欢“远距离”和“视觉追逐”，在焦点来回切换中，眼球的调节功能得到增强。此外，紫外线的照射会激发人体多巴胺的分泌，而多巴胺能够预防近视的发生和发展。

## 一、运动与眼睛的关系

如果青少年希望拥有健美的身体，就可以通过有规律的运动（比如跑步、爬山、游泳）获得，因为在运动过程中，肌肉和骨骼都能够得到充分锻炼，同时身体器官的功能也日益增强。相反，如果青少年长时间不运动，肌肉和骨骼的功能就会日益衰退。同样的道理，如果青少年希望拥有明亮、灵活的双眼，首先要让眼睛运动起来。长时间地面对书本、电视屏幕、手机屏等，都会减弱看清远处景物的能力。

## （一）眼睛视力的发育过程

视觉发育过程中，立体视觉的发育是4个月大的时候开始的，3岁是立体视觉发育高峰期。3岁时，立体视觉建立已经接近完成。色觉的发育从新生儿开始，新生儿开始感知黑、白、红色，2—4个月大的婴儿对颜色感知水平接近成人，2岁时开始认识颜色，3岁时开始说出颜色，7岁时色觉发育成熟。早教做得好的话，以上这些时间还可以提前。很多玩具或者吉祥物色彩鲜明，就是根据孩子视觉特点设计的。

而关于视敏度的发育，刚出生的婴儿眼轴较短，约为16毫米，呈远视状态，随着生长发育，眼轴逐渐增长，远视逐渐减轻，到发育完全时，则变为正视眼，这一发育过程称为“正视化”。2—6岁的儿童中，80%是远视眼，5%是近视眼，只有15%是正视眼。随着年龄的增长，远视逐渐减弱，14岁时眼球发育基本达到成人水平，直至19—20岁趋于稳定；近视的发生通常开始于6—9岁，其变化和发展持续整个青春期。婴幼儿散光普遍存在，随年龄增长，散光逐渐减少，散光度也逐渐降低，散光的减少多半在4岁前，有部分儿童终身保留一定的散光度。屈光不正儿童中，10%为病理性的，需要在7岁前得到矫正，否则将导致斜视、弱视。因为孩子的视觉发育关键期的可逆性非常小，所以一定要注意0—3岁的视觉发育关键期。近年来，儿童青少年近视早发、高发。2019年国家卫健委近日发布的儿童青少年近视调查结果显示，我国儿童青少年近视总体发病形势严峻，总体近视率为53.6%，其中6岁儿童为14.5%，小学生为36%，初中生为71.6%高中生为81%，近视防控任务艰巨。

### （二）运动与视力的关系

生物学家认为，结构决定功能。从结构上看，眼球是“活泼”的球体，需要不断运动。如果长时间地注视书本或者电子屏，眼睛很容易出现红胀酸痛的现象，从而引发视疲劳。视疲劳是睫状肌疲劳或长期处于一种状态而引起晶状体不能快速聚焦造成的。由于调焦是睫状肌运动带动的，肌肉的力量、速度、幅度又是可以锻炼的，因此可以通过有效地锻炼睫状肌，改变其工作状态，增大其肌肉力量和运动速度、幅度，使眼睛不易疲劳。运动还可以改善青少年的假性近视，控制近视度数的增长，对提高视力、增进视觉技巧、开发视觉潜能、改进视觉功能等有较好的效果。

## 二、运动对眼健康的作用

我们经常说眼睛是心灵的窗户，由此可见眼睛对于我们多么重要，但是一些青少年用眼不当，导致近视或者其他问题的发生。在这种情况下，就应该采取一定的方法和措施，例如多参加户外运动可以减少青少年近距离用眼的时间，增加望远的时间，这有利于近视的防治。

第一，参加户外运动，增加了晒太阳的概率，适当地晒晒太阳比一直待在室内对眼睛更有好处：晒太阳可以促使皮肤接受紫外线照射而合成维生素 D，从而促进人体对钙的吸收。仅对眼睛而言，缺钙易使眼球壁的弹性和表面张力减小，在近距离用眼或在低头状态下，易使眼轴拉长而发生和发展近视。另外，晒太阳可以使青少年瞳孔收缩，增强眼睛的聚焦力，从而起到预防近视发生和发展的作用。

像足球运动，青少年不仅在运动过程中晒了太阳，而且因为足球场地通常为绿色，绿色由于波长较短，成像在视网膜之前，促使睫状肌松弛，有利于缓解视疲劳。足球场地开阔，眼睛跟随足球不停地转动，增强了眼肌和晶状体的调节力量，在缓解眼疲劳的同时，还能起到预防和缓解近视的作用。

第二，运动可增强青少年体质，提高身体机能。中医认为，眼分五轮，对应五脏，五脏健康则眼清目明。同时运动可以使人体肌肉发达，亦增强了眼肌的功能。眼肌（特别是睫状肌）调节功能正常，张弛有力，眼睛亦不易发生近视。

例如篮球运动不仅需要参与者快速奔跑、突然与连续的起跳、敏捷的反应与力量抗衡、强健的体魄，而且需要参与者时刻关注球场上的动态，既要看近，又要看远，还要用余光做到人球兼顾。因此，青少年在运动过程中锻炼了眼部肌肉，使其更强健。

第三，适当的运动可以降低眼压，有助于控制近视的发展。有研究发现，近视特别是高度近视的孩子的眼内压比正常视力的孩子的眼内压高。眼内压高则会助推眼轴变长而发生和发展近视。户外运动可以调节人的血压，降低眼内压，从而减少近视的发生和发展。

例如乒乓球运动中，青少年需要做出快速反应，在打球过程中眼睫状肌和眼球外肌交替地收缩和舒张，大大促进了眼球组织血液供应和代谢，有效地改善了睫状肌的调节功能，眼睛的疲惫在锻炼中也能得到缓解，视觉调节功能也能得到有效提高。

## 三、运动与视觉能力

运动与视觉能力密不可分，良好的视觉能力是维持日常生活和工作的重要前提。现有研究证明了体育运动能够促进个体视敏度的改善，其中球类运动，尤其是乒乓球运动对视敏度的影响较大。那么，为什么球类运动能够更好地改善视力？

研究者认为，在球类运动中，球的运动速度快，运动轨迹变化多端，眼睛需要始终跟随球的运动轨迹，以便运动员快速地做出合理的反应。例如，乒乓球的往返、落点和旋转变化较多，这就要求晶状体和睫状肌不断进行收缩、放松，进而能够促进血液循环，缓解眼睛疲劳，使视力得到改善。

有研究发现，球类运动可以锻炼青少年的动态视觉。动态视觉是一种看清楚运动中的物体的能力。比如足球运动中，守门员能够像观察一个静止不动的足球一样看清面前飞速而来的足球，就仿佛时间在瞬间停滞一般。

运动可以锻炼青少年视觉敏感性，增强视觉跟踪的能力。视觉跟踪是眼睛能够跟随物体的能力。在球类运动中，个体需要观察并预测球的轨迹、对手的击球方向、对手的击球动作以及对手的比赛模式等。例如篮球运动中，运动员需要在不断变化的动态环境中，有效地对目标进行视觉搜索，经过长期的练习，可以提高视觉跟踪能力。

其他运动也可以很好地锻炼视觉能力，例如跨栏运动中，眼睛快速而准确地在不同距离的跨栏间转换，可以很好地锻炼视觉聚焦能力。另外，运动可以通过锻炼视觉化能力来提高大脑视觉中枢的融像能力。例如体操运动的一连串翻滚动作中，双眼必须保持协调运动，以确保大脑能将分别从两只眼睛获得的图像融合成一个物像。

因此，科学、合理的运动可以提高视觉能力，预防青少年近视的发生，改善和提高青少年视力。部分运动项目与眼健康的关系见表 4-1。

**表 4-1　部分运动项目与眼健康的关系**

| 项目名称 | 项目特点 | 对眼睛的好处 |
| --- | --- | --- |
| 乒乓球运动 | 需要快速反应能力。在打球过程中，睫状肌和眼球外肌交替不断地收缩和舒张，大大促进了眼球组织血液供应和代谢，有效地改善眼睫状肌调节功能 | 在乒乓球运动过程中，球时高时低，时而近台时而出台，有时上旋有时下旋等，眼随着球的变化而向不同的方向转动，且乒乓球运动具有旋转强、变化多、球速快等特点，这就要求青少年在练习过程中精神高度集中，两眼必须紧紧盯住来球，并随着球的往返、线路及落点的变化快速移动步伐，做到“手急”“眼快”。乒乓球运动过程中，眼需要不停地进行调节和运动，始终处在高速的运动中，并与大脑进行快速的反馈。眼不断运转，对改善睫状肌的收缩和舒张能力有积极的促进作用，能促进眼球组织的血液供应和代谢，提高眼神经机能，减轻或消除视疲劳，是一种非常有效的视力锻炼手段 |
| 羽毛球运动 | 需要青少年运用各种击球动作和脚步移动将球击打到对方的场区，这对其心肺功能等身体机能都有良好的促进作用 | 在羽毛球运动的过程中，由于不同来球在球速、旋转程度、高低、路线等都有所不同，眼需要快速随球转动。当羽毛球高速飞行时，睫状肌收缩，晶状体悬韧带松弛，使晶状体曲度变大，折光度增大，以看清来球方向；当回球远去时则相反，睫状肌放松，晶状体悬韧带紧张，使晶状体扁平，以看清远处的羽毛球。在连续不断的击球中，青少年眼球中的关键部分如睫状肌、晶状体和悬韧带都得到锻炼。因此，羽毛球运动可以有效地缓解睫状肌的疲劳，还可以全方位地锻炼睫状肌，以预防假性近视的发生 |
| 网球运动 | 一方面可以锻炼全身肌肉，塑造健美体型，另一方面可以通过运动改善视力。在网球比赛或运动过程中，网球速度很快、体积小，旋转变化多，落点和路线丰富 | 在网球运动中，运动员隔网进行击球，球的飞行路线、落点、旋转速度时刻都在变化，所以需要眼不断转动。睫状肌随网球的来往而不停地放松和收缩，可促进眼球组织的血液供应和代谢，从而消除或减轻视疲劳。在前后接球、左右接球等练习中，球的往返移动，球的远近会使得运动员的眼球要在远近不同距离的状态下不断地调整，促使晶状体的屈光度进行频繁的转变调节，使晶状体和睫状肌不断产生收缩。经常有规律的地进行网球运动，晶状体、睫状肌以及周围的韧带、肌肉群的收缩能力和弹性会增强，同时也改善了眼睛血液循环，使眼睛吸收更多的营养成分，视力也会得到改善 |

续表

| 项目名称 | 项目特点 | 对眼睛的好处 |
|---|---|---|
| 篮球运动 | 不仅需要参与者快速奔跑、突然与连续起跳、敏捷反应与力量抗衡，而且需要队员在赛场上很好地配合 | 篮球运动中，眼睛余光扫视可以刺激视网膜神经细胞，视觉神经随后将这种信号传到大脑后部的视觉中枢。篮球运动中飞快地扫视从运动员的最近的精神兴趣点扫过，进入运动员视网膜最敏锐的视觉部分——中央凹。这种运动使大脑和眼睛的运转协调一致，同时可以锻炼敏锐的视力。当投篮或者传球后，眼睛是看着远处的，这时眼球的肌肉处于舒张状态，不易疲劳，不容易使近视度数加深。打篮球时，视物时远时近，有时用余光做到人球兼顾，锻炼了眼睛的肌肉功能，能让眼部肌肉更强健，对于预防近视有帮助 |
| 排球运动 | 可以锻炼全身的骨骼、肌肉、关节。同样的，对眼健康也有一定作用 | 排球运动的各种练习时需要盯着球或者球员，丝毫不敢松懈这就会使得注意力更加集中；在相互传垫时眼睛不停地在转动，让眼部轮匝肌得到充分锻炼，促进血液循环；在接球过程中，球由远到近，再由近到远，起到缓解眼疲劳的作用 |
| 足球运动 | 节奏快和方向多变，需要顾及场地的位置打法，培养眼睛的灵活性以及眼观六路耳听八方的能力 | 足球运动中，眼睛跟随足球不停地转动，时而远望，时而近瞄。这样，就增强了眼肌和晶状体的调节力量，使视觉机能大大提高。足球场地为绿色场地，有利于眼睛缓解视疲劳程度。接高远球时，眼睛需要随着足球方位的变化而变化，这种眼睛转动的随意性可以让睫状肌放松休息，可以调节眼球运动，缓解眼部肌肉的疲劳，从而改善视力 |
| 路跑运动 | 是一项以公路为主要载体的跑步运动，该运动包括马拉松在内各种距离的跑步运动。以强身健体为目的 | 路跑运动的赛事主要是以户外赛事为主，选取的场地多为社区、公园、郊外，随处可见绿色植物，而跑步时眼睛远眺绿色植物，可以使眼部肌肉得到长时间的休息；长期进行路跑运动，可以增加新陈代谢，提高机体细胞的活跃度，并且经常晒太阳能促进人体合成维生素 D，从而改善视力问题。路跑还可以改善睡眠，提高睡眠质量，有助于增强睫状肌调节能力 |
| 定向运动 | 是趣味性很强的户外运动，利用地图和指北针依次到访地图上所指示的各个点标，以最短时间到达所有点标者为胜。定向运动通常在森林、郊外和城市公园里进行，也可在校园里进行 | 定向运动要求场地视野开阔，有利于睫状肌的放松。定向运动进行过程中，参与者需要边看图边观察周围的环境，在视远和视近交替中，眼部肌肉得到有效锻炼，同时，睫状肌在观察身边的事物中，长时间处于放松状态，有助于预防近视。定向运动以户外运动为主，在进行过程中，由于可以受到阳光的直接照射，有利于维生素 D 以及多巴胺等物质形成，从而有利于眼部肌肉和身体的发展，患有眼部疾病的青少年参与定向运动，有助于促进眼部健康 |

# 第三节　运动保护眼健康的原则

科学的运动可以帮助青少年强身健体，促进眼健康。青少年进行体育运动要遵循以下原则。

## 一、科学性原则

青少年视力问题主要包括远视、近视和散光等。针对不同的视力问题，要制订不同的运动处方，要有科学的决策体制和运动机制，遵循科学的决策程序，运用现代科学技术和科学方法进行运动。如果运动不科学，短期内可能不会有明显的恶果，但是长期的代价就可能是体质下降、疾病缠身、未老先衰。

比如，运动时间要因时制宜。一般来说，早晨运动较好，因为早晨的空气较新鲜，而经过一夜的睡眠后，室内的氧气浓度减小，二氧化碳的浓度相对增大。到室外空气清新的地方进行运动锻炼，青少年可以吸进更多的氧气，使新陈代谢加快，为一天的学习打好基础。此外，晚上也可以进行适当的运动，休息三四十分钟后再入睡，以消除一天的紧张情绪，轻松地进入梦乡。

需要注意的是，睡前运动不要太激烈，以免神经系统兴奋而影响睡眠。不要在吃饭前后进行剧烈运动，因为饭前呈现饥饿状态，血液中葡萄糖含量低，易发生低血糖症；饭后剧烈运动，大部分血液到肌肉里去，胃肠的血液相对减少，不仅影响消化，还可能引起胃下垂、慢性胃肠炎等疾病。

## 二、主动性原则

体育锻炼过程中，必须通过多种方式和手段使青少年产生一种内在的、积极的体育锻炼心理需求，形成内在激励机制和外在行为机制，建立运动兴趣，使青少年主动参加运动，发现运动乐趣，在运动过程中克服懒惰、对体育锻炼麻痹或恐惧等心理，而代之以自觉、愉悦和积极的心态开展各种形式的体育锻炼。

另外，青少年在体育锻炼过程中要有主动意识性。主动意识性是指个体要有意识地从增强体质出发进行锻炼，而不是盲目地进行锻炼。人的活动除了自律活动和反射活动之外，所有随意活动都伴随着一定的意识。盲目性不是无意识，而是意识不清、意识肤浅、意识指向性错误等。增强体质意识与竞技比赛意识有区别，青少年在科学锻炼身体的过程中，要把意识指向发展身体、增强体质的目标，而不是指向单纯地提高运动竞赛成绩和夺标。

## 三、循序渐进原则

要按照一定的步骤进行锻炼或提高身体素质。一方面，体育锻炼和学习过程类似，都是由浅入深、由易到难的过程；另一方面，人的生理机能有自身的阶段性特征。通过运动对近视进行防控，必须掌握一定的运动技能。因此，在掌握运动技能时，要按照掌握技能的发展规律和不同年龄的实际情况，逐步提高运动要求。

运动锻炼时，要根据环境（如季节、气候、场地、运动器材）和个人的身体条件（如自身的健康和运动水平）等科学地安排锻炼项目，选择适当的锻炼方法和身体负荷等。各种锻炼项目都要让青少年逐步适应，不要急于求成，否则就会适得其反，导致运动疲劳和损伤。锻炼时，运动量应由小到大，不能一开始就竭尽全力；动作应由易到难，由简到繁；运动频率也不要太高，待身体逐渐适应后，再逐步增大运动频率。

运动训练量的安排也应该循序渐进，使其在青少年身体所能承受的生理负荷范围内。这样才能使其身体既有一定程度的疲劳，又能承受得住，并做到疲劳与休息合理交替，以便青少年更好地掌握自我终身体育运动锻炼的技能和技术，有效地增强体质。

运动负荷的计算方法为：运动负荷＝运动量 × 运动强度。运动量包括练习次数、时间、距离和负重总量；运动强度包括练习密度、速度和负重量。心率在 120—130 次 / 分为小强度；心率达 155 次 / 分为中等强度，心率在 180 次 / 分以上属大强度。在坚持自我终身体育运动锻炼中，要合理安排运动负荷。强度加大，量则要相应减少；强度小，量可以相应增加。以增进健康、提高身体素质为目的的体育锻炼，应采用最佳运动负荷，即每分钟心率次数＝ 170 次－年龄。

## 四、持之以恒原则

人贵有志，学贵有恒，做任何事情，要想取得成效，没有恒心是不行的。体育锻炼对人体的积极作用，不是一朝一夕就能实现的，“冰冻三尺，非一日之寒”说的就是这个道理。而且，人体有着“用进废退”的自然法则约束，已有的锻炼效果如果不进行强化巩固就会慢慢消退。因此运动保护眼健康需要持续较长的时间，一般需要 3 个月以上。只有不断坚持体育锻炼，才能达到护眼的目的，而且体育锻炼不仅是对身体的锻炼，也是对意志和毅力的锻炼。

## 五、全面锻炼原则

人的身体是一个整体，要想增强体质，就必须使人体各器官尽可能多地得到锻炼和发展，也就是说，要使身体各部位（如头颈部、躯干部、四肢）的活动能力、各器官（如心血管、肺、神经、胃肠等）的功能等尽可能地得到发展。有些人认为全面性是指大肌肉群的活动，这是片面的看法。体质的强弱涉及人体各部位、各器官的发展。即使一个不会危及生命的小局部不健全，也会给整体带来不良影响。例如，近视虽然并不危及生命，但影响青少年的生活质量。青少年正处于快速发育时期，在兼顾兴趣运动的同时，也要坚持全面锻炼原则。因此，在眼保健过程中，应安排活泼、丰富的运动内容，这样不仅能促进眼睛运动，还能愉悦身心，以便更好地提高青少年眼健康水平。

## 六、针对性原则

在体育锻炼中，必须考虑青少年个体的身体机能状况、健康水平、体育文化素养、所处环境等，综合这些因素来选择锻炼方法，安排锻炼内容，确立运动负荷，使青少年体育锻炼做到因人而异、因地制宜。

另外，在青少年日常锻炼中，可根据性别、体质、基础条件等选择适当的运动项目，如可进行男女分组，可按照体质选组等，对运动量、锻炼强度和频率、计划进程等不强求一致。在青少年体育教学中，非必修项目在可允许选择的情况下，应尽量与青少年的个人兴趣和能力相适应，不要“一刀切”。青少年可以确立一个经过努力能实现的目标，制订切实可行的运动计划，为运动锻炼取得成效奠定基础。

## 第四节　运动保护眼健康的注意事项

科学而安全地进行体育运动，可以增强体质，愉悦身心。然而，运动中不慎造成眼睛伤害的情况在临床上也较常见。因体育运动造成的眼外伤占外伤总数的10%左右，特别是足球、篮球、橄榄球、棒球、冰球、高尔夫球和壁球等，由于在运动过程中球速快，若球直接击中眼球，更会导致前房积血、外伤性白内障、青光眼、黄斑部水肿、视网膜剥离等，严重时会造成眼球破裂，甚至失明。因此，青少年在进行体育运动时，必须注意保护眼睛。青少年运动中应注意以下事项。

### 一、遵循青少年的生长发育规律

青少年正处在生长发育时期，进行体育锻炼时需要根据青少年的特点采取科学的方法，同时，父母在孩子的“运动成长中”要注意以下几点。

（1）为防止脊柱、胸廓、骨盆及下肢骨的变形，青少年不仅要在日常的生活和学习中要养成正确的姿势，在进行体育锻炼时也要养成站、立、跑、跳等的正确姿势，尤其不要进行静止性用力活动。

（2）青少年在进行某些肢体的负担为非对称的运动项目（如

羽毛球、乒乓球、跳远等）或长时间处于比较固定的一种姿势的锻炼项目时（例如体操等），为确保四肢发育均衡和脊柱形态正常，应注意身体各部位的全面锻炼，尤其是对侧肢体的锻炼。

（3）有些青少年在坚固的场地上反复进行跑跳练习，经常这样做就会引起下肢骨过早骨化、骨盆发育畸形等，从而影响骨的正常发育。因此，青少年在进行体育锻炼时不要进行以上运动。青少年应多进行户外体育活动，膳食中应注意供应充分的钙、磷等，以促进骨组织正常发育。

（4）有些青少年在进行力量练习时，由于负荷过大、频次过多、时间较长，长期如此造成腿与足的变形，以及下肢骨化早期完成，影响身高增长。所以，青少年不要过早地从事力量练习，可采用一些抗阻力和较轻的负重练习来发展肌肉力量。

（5）青少年在进行柔韧性练习时，应避免使用被动的长时间用力压的手段，以防止因疼痛引起防御反射和造成关节、韧带损伤和骨的变形。在发展关节柔韧性的同时，应注意发展关节周围肌肉的力量。

青少年在参加运动前，首先要了解自己的身体状况，找到适合自己的运动方式；要学会自我监督，并在运动过程中随时注意身体供能状况变化，包括心率、呼吸节奏、是否出现头晕等，若有心率和呼吸频率过快、头晕等症状，应及时停止运动，采取必要的保护措施。患有心脏病、高血压等疾病的青少年禁止参加长时间的剧烈运动。

## 二、检查场地和器材

青少年在运动前应认真检查运动场地和运动器材，消除安全隐患。要注意场地中的不安全因素（如场地不平整、有石头土块等）；检查体育设施是否牢固和安全可靠，器材是否完好等。另外，青少年在运动时尽量佩戴专业运动眼镜，避免镜片破碎对眼球造成伤害。

对于近视青少年来说，跑步时佩戴眼镜不方便确实是一个问题。大部分青少年在跑步时仍佩戴普通眼镜，或是直接佩戴隐形眼镜，少数青少年则会用“戴隐形眼镜＋普通运动眼镜”的方式。但是对于跑步运动而言，以上方式并不可取。隐形眼镜经长时间风吹后易干裂，容易对角膜造成物理损伤。正如专业医师所讲：隐形眼镜毕竟是放置在角膜上的异物，每次眨眼都会与眼球表面产生一定的摩擦，同时镜片覆盖在角膜表面，会使角膜难以从空气中直接吸取氧气。长时间或连续佩戴隐形眼镜，可能使角膜处于持续缺氧状态，从而引起角膜上皮水肿、进而糜烂，如有细菌或病毒存在，更可能导致角膜炎，甚至形成角膜溃疡。而普通眼镜因其镜架和镜片的安全性能较差，镜片缺乏防护性能，镜架设计不稳定，在跑动时容易松脱，出汗时更易滑落。所以在运动时，有条件的青少年可佩戴专业运动眼镜。

## 三、做好运动准备

运动准备包括运动装备准备和热身准备。运动装备准备是指，青少年在运动过程中要穿运动服装、运动鞋，不要佩戴金属或者玻璃装饰物，不要携带尖锐物品等，可根据自身的身体状况和运动特点，佩戴护腕、护膝、护腰等运动保护器具。

另外，青少年要做好热身准备。人体从安静状态过渡到运动状态需要一个适应过程，在运动开始前进行准备活动，能提高神经中枢的兴奋性和心肺功能，增加肌肉的血流量，使体温升高，生物酶的活性提高，促进新陈代谢，使肌肉、肌腱、韧带的弹性、延展性处在良好的状态且阻力减小，从而使机体各方面的机能协调一致，达到运动的良好状态。青少年在运动前，应根据所做的运动做一些专门性练习，如慢跑、徒手操、活动各关节和肌肉、轻微拉伸韧带，避免各肌肉关节出现运动损伤。

## 四、运动中要注意对眼睛的保护

在近距离身体接触的运动（如搏击、散打、柔道、跆拳道、拳击等）中，眼睛很可能与对方的手、肘、腿、脚等发生碰撞，易造成钝挫伤，严重者会发生眼眶骨折，使整个眼球陷入鼻窦内，鼻窦内的气体会倒灌眼窝，造成皮下气肿，若不加以治疗，会有失明的危险。因此，青少年在从事这类运动时，一定要佩戴头部护具，注意保护好眼部。

青少年在夏天从事水中运动时（如游泳、浮潜等），应佩戴护目镜，减少眼部直接刺激，避免感染流行性结膜炎。近视的青少年可以选择有度数的护目镜，切忌戴隐形眼镜入水，因为硬式隐形眼镜容易流失，而软式隐形眼镜容易受污染（如出现阿米巴原虫感染），导致严重的角膜溃疡，甚至失明。接受过眼睛手术的青少年要经手术医师许可后方可游泳，否则一旦造成眼内感染，后果不堪设想。此外，憋气造成的眼压升高也会影响伤口的愈合。

高度近视的青少年由于眼底视网膜本身较脆弱，不应参加有剧烈蹦跳的运功，如蹦极、过山车、拖曳伞等惊险刺激的活动，以防眼底出血及视网膜脱离。这类青少年可以参加游泳、慢跑、太极拳等运动。

对于接受准分子激光近视手术的青少年，需要特别提醒的是，手术后 1 年内，如果参加有可能撞击到眼睛的运动，如篮球、足球等，一定要戴上保护眼睛的运动型眼镜。

## 五、合理安排运动强度和运动时间

处理好负荷量和负荷强度的关系，避免过度运动造成运动损伤。运动量运动强度应根据锻炼者的具体身体情况而定，身体健康的青少年心率一般控制在 100—110 次 / 分，运动时间一般保持在 1—1.5 个小时，其中包括校内体育课和校外体育活动，每周保证 3 次以上的运动对预防和延缓近视效果有一定的作用。同时，运动也可以增强眼肌的功能，使睫状肌调节功能正常，张弛有度，使眼睛不易发生近视。运动过程中，青少年的各方面素质需要全面发展，包括身体协调性、柔韧性、爆发力、耐力等。

## 六、水分和营养的合理补充

由于青少年运动时，机体代谢水平升高，热能消耗增加，激素效应和酶反应强烈，运动过程中或者运动后适宜地补充水分和营养有助于保证青少年健康及运动能力的提升，促进青少年对锻炼的适应和消除疲劳，对防治视力下降有重要的辅助作用。

## 七、运动后做好整理活动

运动后要做好整理活动，能使青少年的身体更好地从紧张运动状态过渡到安静状态，使心脏逐渐恢复平静，从而达到放松身心的目的。

## 八、培养运动兴趣

青少年应努力培养自己的运动兴趣，热爱运动，科学运动，享受运动，并掌握1—2项终身运动技能。

总之，青少年是近视防控的重点人群，最重要的是建立完善的屈光发育档案，通过定期随访复查，监测青少年的近视度数及眼轴长度的变化。在此基础上，青少年自身要注意用眼环境卫生，避免在光线不足的环境下长时间近距离地看书、看电脑或电视；合理安排作息时间，日常生活要有规律；坚持参加户外运动；运动时要注意避免运动损伤；还要注意营养的补充。为了有效地改善和预防近视，家长和教师应注重纠正青少年的不良习惯。

# 第五章

# 保护眼健康的运动方法

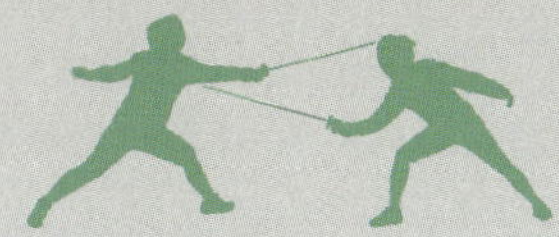

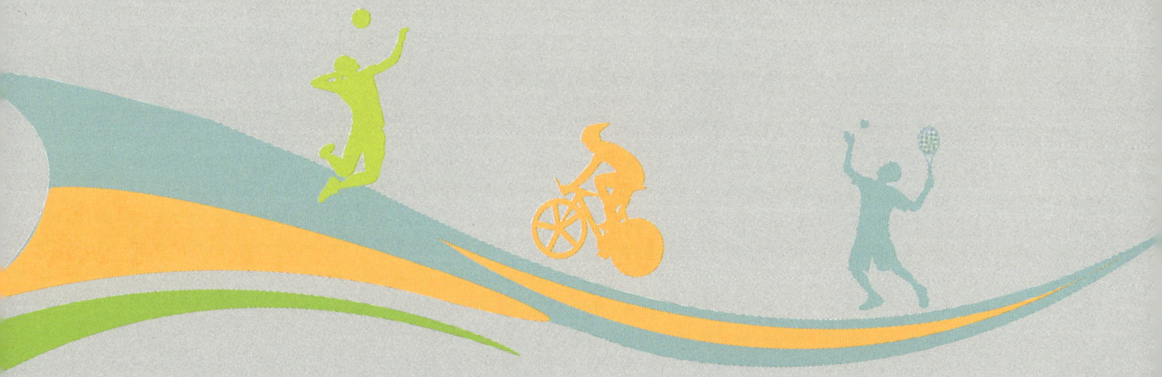

运动场是很多青少年向往的地方，这里应该出现他们美丽的身影，这里更应该充满他们的朝气。体育运动以其独特的魅力吸引着青少年：它教人奋勇拼搏，也教人公平竞争；教人敢于争先，也教人团结协作；教人享受胜利，也教人接受失败。体育运动不仅能塑造青少年进取的精神和健全的人格，能强壮身体，促进健康的生长发育，更能对保护青少年的眼健康起到积极作用。

## 第一节　乒乓球运动法

乒乓球运动起源于英国。19 世纪末，欧洲盛行网球运动，但受场地和天气的限制，一些英国大学生便把网球移到室内，以餐桌为球台，以书做球网，用羊皮纸做球拍，在餐桌上推来推去。欧洲人至今还将其称为“桌上的网球”（table tennis）。20 世纪初，这项运动因受场地限制小而在欧洲和亚洲蓬勃开展起来。1926 年，国际乒乓球联合会（International Table Tennis Federation，ITTF）正式成立，并决定举行第一届世界乒乓球锦标赛。

1959 年，容国团获得了第二十五届世界乒乓球锦标赛男子单打冠军后，中国运动员开始登上了国际乒坛。乒乓球在我国广泛开展，并成为我国的“国球”。这项运动集健身、竞技和娱乐于一体，同时又是技术与战术完美结合的典型。

乒乓球运动具有球体小、速度快、旋转强、变化多、技巧性强等特点，能够增强青少年的身体协调性，提高其反应灵敏度，促进机体新陈代谢，特别对青少年提高视力有帮助。很多研究发现，经常参加乒乓球练习，对预防近视和延缓假性近视有显著效果，对缓解眼疲劳、促进眼神经组织血液循环有积极作用。

## 一、乒乓球比赛简述

在国际比赛中，乒乓球赛区占地为不小于长 14 米、宽 7 米的长方形，场地高度不低于 5 米，乒乓球台长 2.74 米，宽 1.525 米，距离地面 0.76 米，沿两侧 2.74 米的台面各有一条宽 2 厘米的白色端线。球台由一条宽 3 毫米的白线划分为左右相等的两个“半区”。球网装置包括球网、悬网绳、网柱以及将它们固定在球台上的球网装置部分，球网高 15.25 厘米（图 5-1）。

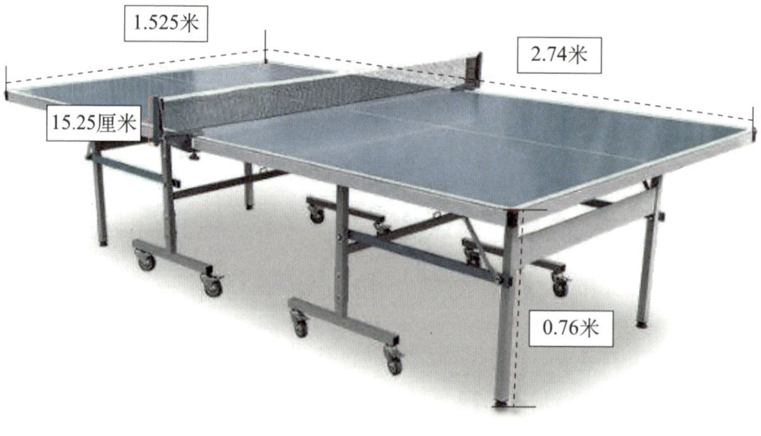


图 5-1　标准的乒乓球台

乒乓球单个技术主要包括发球技术、搓球技术、推挡技术、攻球技术、拉球技术、削球技术。乒乓球的基法步法包括单步、并步、跳步、跨步、交叉步、小碎步。对于青少年来说，训练的主要内容是培养兴趣、选择及学习握拍法、初步确定打法类型、熟悉球性和学习最基本技术。

## 二、乒乓球运动方案

20 世纪 50 年代，美国生理学家 Karpovich 指出，人们在进行身体锻炼时只有对运动项目、内容、方法进行科学的选择，才能取得良好的锻炼效果，并提出了“运动处方”的概念。运动处方是指针对体育锻炼者，根据其健康及体质状况，按其锻炼目的，并结合环境条件、运动爱好等特点，用处方的形式规定锻炼的内容、运动强度和运动量的方法。乒乓球练习能够显著增强学生的身体素质和心肺功能，促进脑部的血液循环，为视神经、眼球、眼肌等组织提供充足的营养物质，有助于改善眼部组织的机能，有效预防和治疗近视。

在诸多体育运动项目中，乒乓球运动对近视的防治是否有积极效果成为近年来诸多学者的研究课题，并为在探索运动预防近视过程中制订了与眼睛调节理论相符合的运动方案。青少年乒乓球训练的具体训练方法如下。

### （一）无球台练习：颠球练习法

#### 1. 握球拍，用球拍正反面颠球练习

用同等力量或变换力量连续向上，球拍正反面交替连续向上颠球。开始时向上抛球，待球从最高点落到适当位置时，执拍手用球拍将球颠起，循环往复，直到球落地为止（图 5-2）。要求眼睛时刻盯住球，追踪其位置变化。

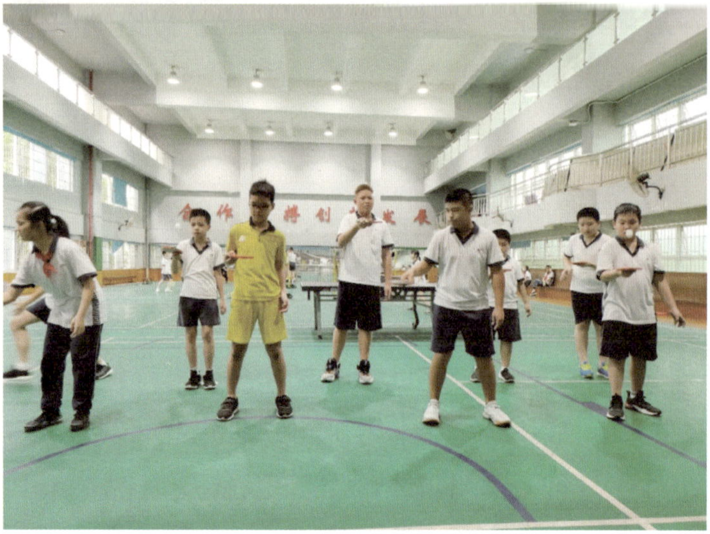

图 5-2　正反面颠球练习

### 2. 对墙击球练习

先把球击到地上，等球从地面弹至墙面再弹回时做攻球练习。不让球落地，用球拍的一面连续对墙做推挡练习（图 5-3）。

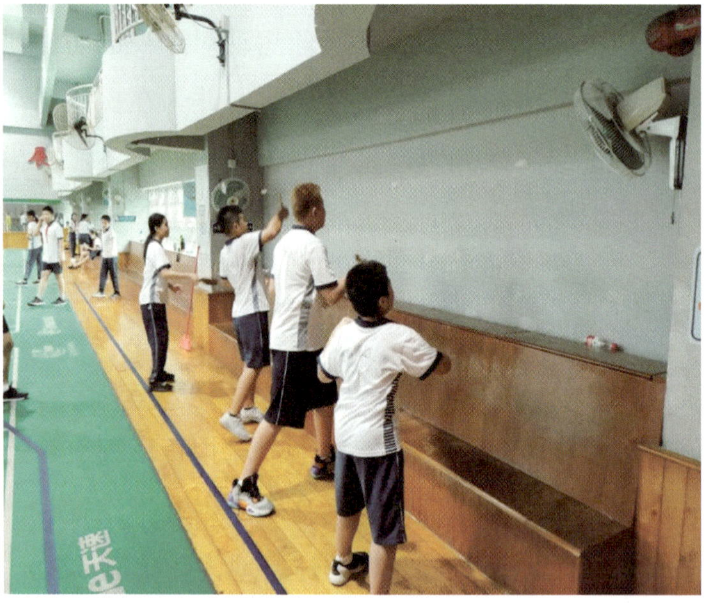

图 5-3　对墙击球练习

### 3. 地乒球练习

地乒球是乒乓球运动的一个衍生体育项目，具有以下特点：在地面上进行，场地更大；球网更高；球的直径更大。此外，它还融入了网球等相关技术。由于场地更大，在练习时要求青少年必须紧盯来球，注意力高度集中，这样才能准确判断球的落点并有利于回球，而且球速相对于乒乓球而言慢，让初学者有更多时间做出反应，因此很适合作为全民健身运动。

## （二）有球台多球训练法：一发一练式

发球人的站位在右侧网前（以练习人为准），发的球（到对方球台后跳起的最高点）不能太高，不能顶人（太靠底线不行）。要给练球人引拍迎前的空间。发多球的方式一般是两种：①左手把球放在本方球台，弹起一下再发出；②左手把球直接抛到拍子上，双手配合“直给”式。随着科学技术的发展，多球练习时也可以采用发球机攻球的练习。一发一练式示意图见图 5-4。

练球人在练习球时，眼睛要根据来球的落点、路线做出判断，还可以根据学生的要求加快派球速度。练习中，睫状肌不断地收缩和舒张，促进眼球组织的血液供应。长期坚持乒乓球练习有助于缓解睫状肌的紧张，使晶状体、睫状肌和悬韧带等的收缩力和弹性增强，从而有效提高眼的调节能力。

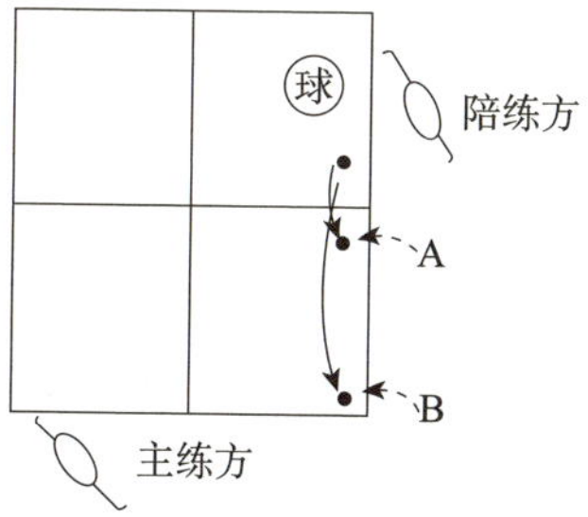


图 5-4　一发一练式示意图

具体训练内容举例如下。

### 1. 1/2 台正手攻球

动作要领：在基本掌握正手攻球动作要领的基础上，学生1/2 台两点连续正手攻球，要求学生眼睛时刻盯着球的运动轨迹，把球打到相应的落点区域即可（图 5-5）。

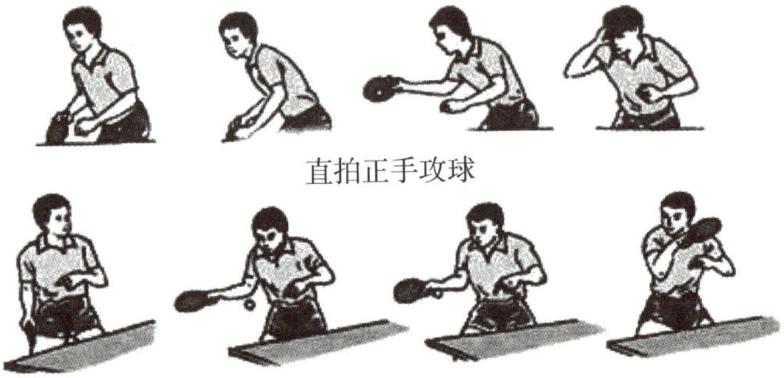

直拍正手攻球

横拍正手攻球

图 5-5　直拍、横拍正手攻球动作技术图解

### 2.　1/2 台反手拨球

动作要领：在基本掌握反手拨球动作要领的基础上，学生1/2 台两点连续反手攻球，要求学生眼睛时刻盯着球的运动轨迹，把球打到相应的落点区域即可（图 5-6）。

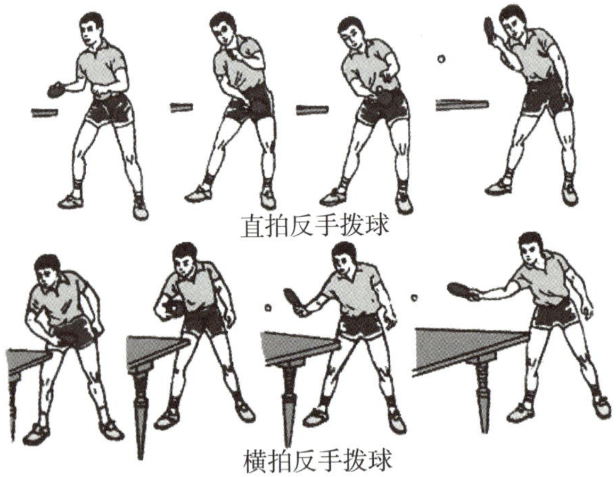

直拍反手拨球

横拍反手拨球

图 5-6　直拍、横拍反手拨球动作技术图解

### 3. 左拨右攻练习

动作要领：在基本掌握左拨右攻动作的基础上，A 为教师，B 为学生（图 5-7），教师以正手位或反手位不定点派球，以正手位和反手位各派 2—3 球为一组合，20 个球为一组，在派球时增加落点变化。这一方面能提高学生的灵敏反应能力；另一方面还能让其专注每一个来球，锻炼其视觉灵敏度。要求青少年在练习过程中精神高度集中，两眼必须紧紧盯住球，随着球的往返、线路及落点的变化快速移动步伐。

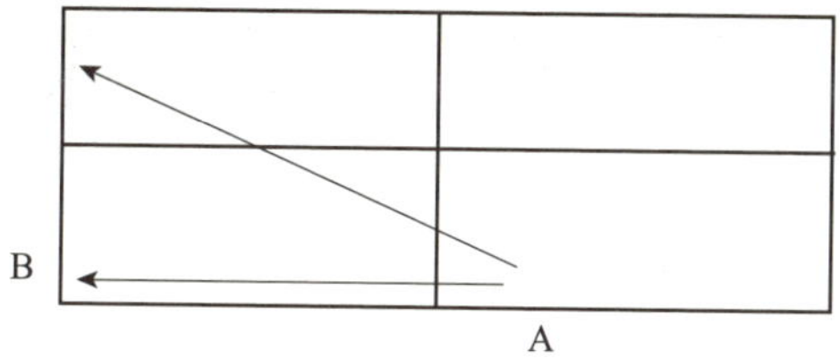


图 5-7　左拨右攻基本路线图解

## （三）有球台单球练习法

考虑到一些中小学学校可能存在室内缺乏乒乓台的情况，且户外场地大，用多球训练在很大程度上会增加捡球时间和球的损耗，为此教师可以带领学生做一些简便易行的练习。学生准备击球时，眼睛时刻盯着来球，做好挥拍准备姿势，击打过程中眼睛要紧盯球的运动轨迹。另外，多项研究证实户外活动是阻滞近视发生的一项关键因素，每周增加 1 小时的户外活动，近视的发生概率下降约 2%，在户外进行乒乓球运动，可以起到协同效果。

具体的训练内容举例如下。

### 1. 反手拨球单球对练法

要求：在掌握反手拨球动作的基础上，进行反手拨球练习，在练习过程中注意力要集中，根据来球的落点进行步伐调整回球，注意增强练球时的连续性（图 5-8）。

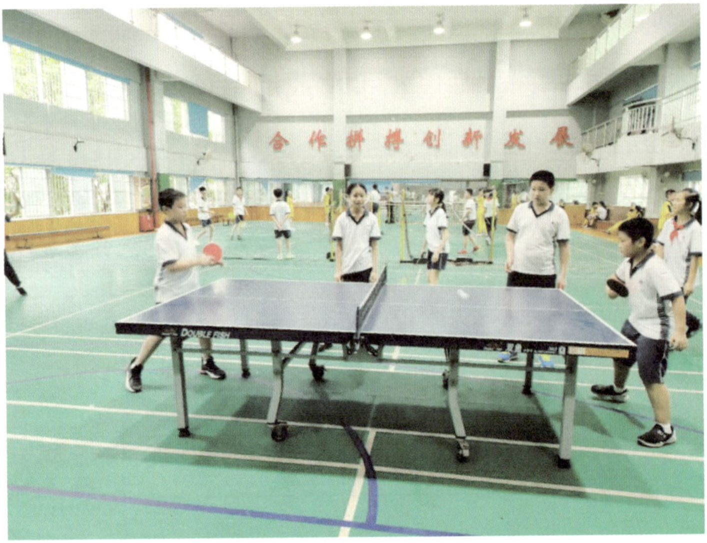


图 5-8　反手拨球单球对练法

2. 正手攻球单球对练法

要求：在掌握正手攻球动作的基础上，进行正手攻球练习，在练习过程中注意力要集中，根据来球的落点进行步伐调整回球，注意增强练球时的连续性（图 5-9）。

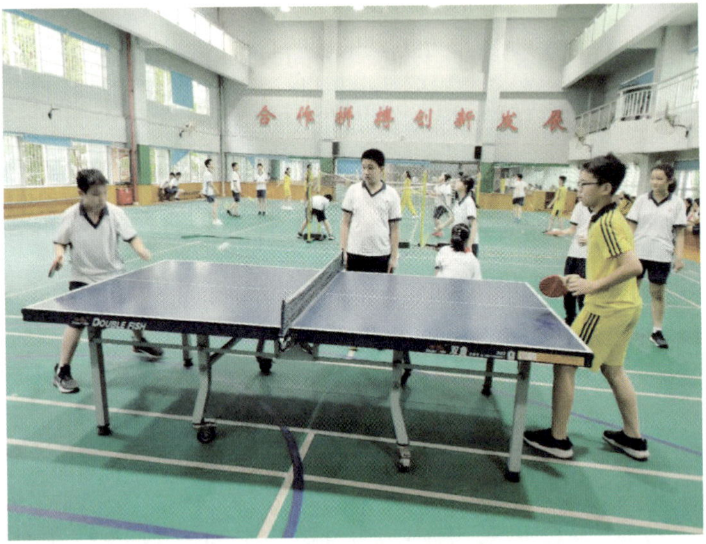


图 5-9　正手攻球单球对练法

### 3. 左拨右攻单球练习法

要求：在掌握左拨右攻动作的基础上，进行左拨右攻练习，教师（或打法熟练的学生）站在自己球台的一侧，控球给学生反手位和正手位，要求学生回击到对方的反手或正手位 1/2 台（图 5-10）。在练习过程中注意力要集中，根据来球的落点进行步伐调整回球，注意增强练球时的连续性。

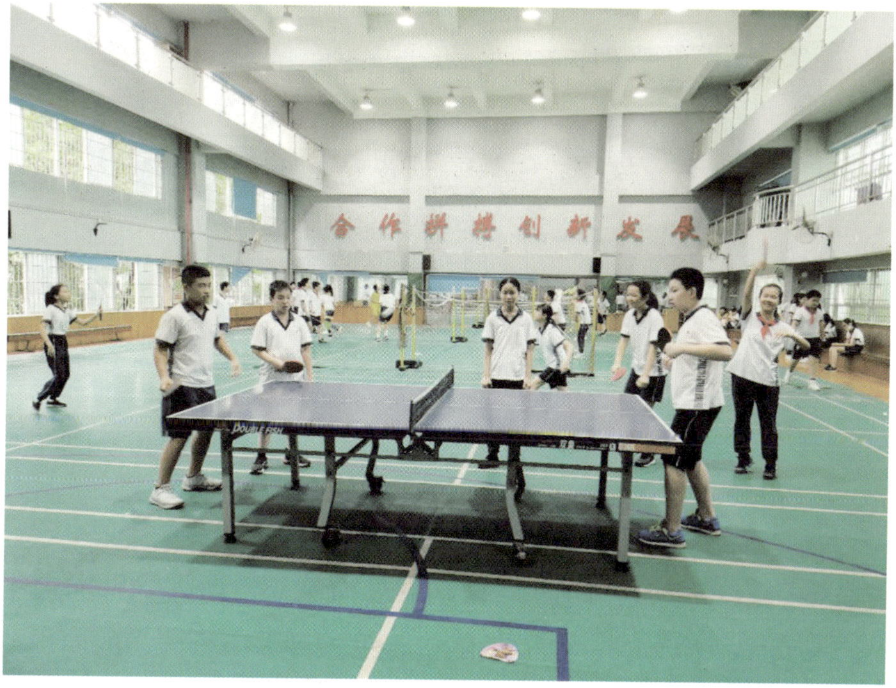


图 5-10 左拨右攻单球练习法

## （四）比赛练习法

在经过前面的基本功练习，教师可以在比赛中穿插一些训练，以调动学生的积极性，一方面在回球变换路线时可以增强学生的神经系统反应能力，另一方面还能提高学生的视觉灵敏度（图 5-11）。

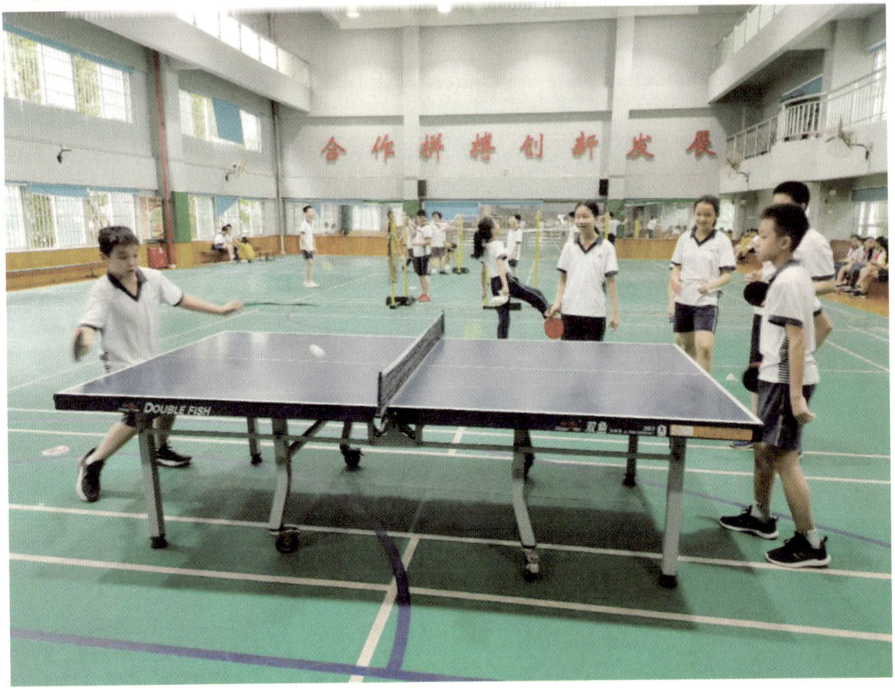


图 5-11　比赛练习法

## （五）游戏法

### 1. 左右随机抛接球游戏

学生自由组合，两两一组，面对面站立，两人手臂向前平举。一组拿一个球，一个同学随机将球抛到另一个同学的左边或右边，要求抛球的左右距离在接球人手臂可伸展的范围内，眼睛时刻注意来球，接球时尽可能单手接住，接到球后将球按同样的要求抛给对方，以此循环。

### 2. 乒乓球接球游戏

教师发球到球台上，球速时快时慢，球的落点和发球的节奏不断变化，以此锻炼学生的灵敏性和眼球向不同方向快速转动的能力。学生根据教师不同方向的来球，迅速移动步伐，用手接住球，没碰到球的为失误。

### 3. 乒乓球传接球接力游戏

（1）方式一：每组人员面朝内站一圈，每人双手掌心朝上呈托起的姿势，然后在 2 分钟内，开始通过手掌托球的方式传递乒乓球，看哪组传递的圈数最多。

要求：必须一人接一人地往下传，不能越人传递；如果乒乓球掉一次，在最终的比赛结果中圈数减 1。

（2）方式二：每组人员站成 8 米长的一排，每人发一支乒乓球拍，给每组的第一位同学发一个乒乓球，然后在每组最后一位同学的旁边放一个塑料筐。待教师一声令下，第一位同学迅速用乒乓球拍弹起乒乓球，然后传递给下一位同学，以此类推，直到将乒乓球传递给最后一位同学时，该同学需要将乒乓球弹入塑料筐中。

要求：传递期间，所有同学不能走动，但是可以挪动一只脚；传递时乒乓球不能落地，如果落地则需要从头开始，并且传递途中不能用手碰球，否则重新开始。

在乒乓球练习时，学生应时刻紧盯来球，眼睛应随着来球的落点、路线、旋转而转动；运动前，一定要做好充分的准备活动，运动前可以做一些专门性练习，如慢跑、徒手操、活动各关节、韧带、肌肉，使身体适应乒乓球运动的各项要求；科学控制运动负荷，养成乒乓球运动习惯，以保证防治视力下降的良好效果。

## 第二节 羽毛球运动法

羽毛球运动属于项群训练中的技能主导类隔网对抗性项目，具有健身性、竞技性、娱乐性的特点。现代羽毛球运动起源于19世纪英国格拉斯哥郡伯明顿镇（Badminton），“badminton”就成为羽毛球的英文名字。1992年起，羽毛球成为奥运会的正式比赛项目。羽毛球运动在中国群众基础广泛，经常参加羽毛球运动对青少年的健康和视力保健均有积极作用。

羽毛球运动的健身功能具有独特优势。首先，羽毛球运动对场地的要求不高，不受空间限制，室内室外均可进行，弥补了某些地区运动场地不足的情况，另外，各地体育俱乐部的快速发展，也为羽毛球爱好者提供了广泛的场地资源。羽毛球运动设施器材简单，价格不高，两人之间只需配备两拍一球，有网、无网均可开展运动。其次，羽毛球运动具有普适性，在羽毛球运动过程中，可以根据运动者自身的年龄、性别、体质与运动水平进行分组，自主地调节运动量以及运动的进度和节奏。再次，羽毛球运动有较充分的安全保障。从事体育健身活动时，最使人不安的就是运动损伤，尤其是身体对抗性项目，如篮球、足球等。而羽毛球运动时双方间隔一段距离，不发生直接的身体碰撞，其安全系数较高，做好准备活动就能大概率地避免运动损伤。最后，羽毛球运动娱乐性较强，有极佳的观赏性，在参与者能够体会到运动乐趣的同时，场上队员的球技也让观众大饱眼福。

## 一、羽毛球比赛简述

羽毛球比赛场地为长方形，标准的羽毛球场地长为 13.4 米，双打场地宽为 6.10 米，单打场地宽为 5.18 米，双打场地边线的中点分别立有两根高为 1.55 米的网柱，一张长 6.10 米、宽 76 厘米的球网挂在两网柱之间，球网两端与网柱系紧，之间不留缺缝。羽毛球每一个球应有 16 根羽毛，羽毛从托面到羽毛尖的长度应一致，一个羽毛球重 4.74—5.50 克。羽毛球拍由拍柄、拍弦面、拍头、拍杆、连接喉组成，拍柄是击球者握住球拍的部分，正确的正手握拍方式是将拍面与地面垂直，球拍柄端与小鱼际平齐，虎口对准球拍侧面内沿，小指、无名指、中指自然并拢，食指与中指稍分开，自然弯曲并贴在球拍柄上，掌心与拍面留有空隙。拍弦面则是绷上拍线用于击打球的部分。

羽毛球比赛目前的计分方式采用 21 分每球得分制，即双方分数先达 21 分者胜，3 局 2 胜。羽毛球比赛项目分为男子单打、女子单打、男子双打、女子双打、混合双打。单打由两名运动员在场地上将一个羽毛球相互交替击打，使球不落地，落地在界内的一方为输，或未将羽毛球击打到对方场地内，即没有击打过球网或过网出界，赢者加分。

## 二、羽毛球运动方案

青少年进行羽毛球的运动训练，对促进眼健康具有积极作用。具体训练方法有颠球练习法、抛接球练习法、对打练习法、多球练习法和游戏法等。

## （一）基本练习法

### 1. 颠球练习

颠球是羽毛球运动的基础练习，初学者可通过颠球来培养球感。颠球方法如下：让学生以正手握拍方式持拍，在保证能够连续击打十次的基础上，要求学生将球放高再颠，并逐渐增加连续击打的次数，建议一次练习时长为20—40分钟，在练习过程中，眼睛需要紧盯球的轨迹，眼球随着球上下运动（图5-12）。

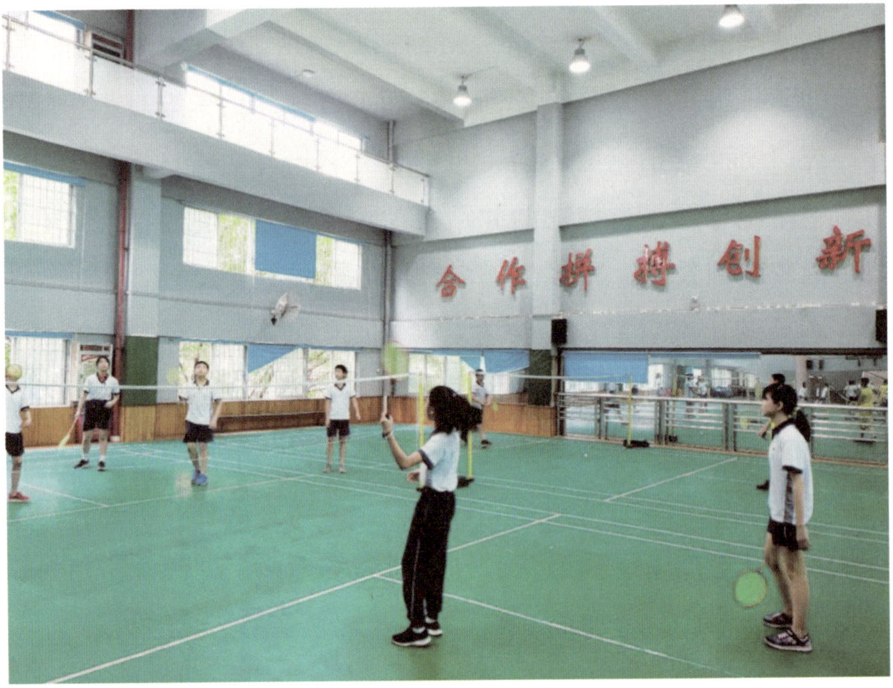


图5-12　颠球练习

### 2. 抛接球练习

教师可在学生正面方向5米左右的距离由下向上抛球，让学生持拍回球（图5-13）。学生能够较熟练地击打球后，教师可逐渐改变抛球方向的变化，如在侧面或斜对面抛球，同时增加抛球速度和频率的变化，让学生能够适应各种方向的回球方式、不同的击打频率和球速，建议 1 组 20—30 个球，进行 5 组练习。此种练习方法可以让眼睛专注于来球的方向，并做出判断。

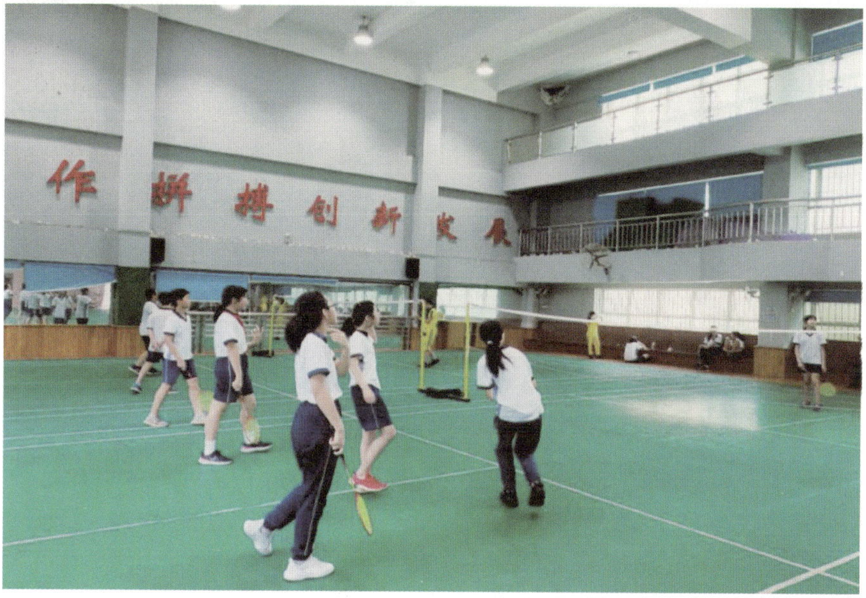


图 5-13　抛接球练习

### 3. 对打练习

羽毛球对打练习的种类有很多，这里针对改善青少年视力的对打练习指的是对击高球练习，可选择室外有网或无网的空旷场地，场地面积也不受局限，可大可小，注意避开周遭的障碍物即可。练习双方连续不断地对击高球，要求尽量将球抛高，高度以超过自身半个身高为宜，并将球打到距离较远的位置，回合的次数越多越好。死球时即刻开始新的回合，一次练习的时长建议在 30 分钟左右（图 5-14）。对打练习中由于羽毛球远近的不断变化，睫状肌会交替进行收缩和舒张，以锻炼睫状肌功能，提高青少年眼健康水平。

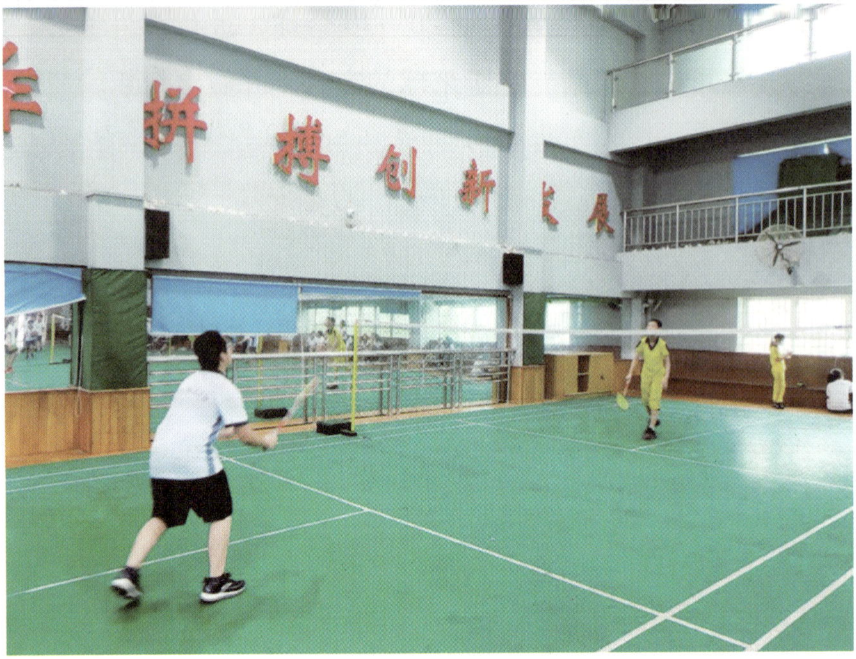


图 5-14　对打练习

### 4. 多球练习

多球练习是羽毛球运动中常用的练习方法，是指教师根据练习的要求及目的，采取不同弧度、球速、频率、落点等，对学生实施连续不断的供球，进而让学生连续重复单个或多个技术动作的练习方法。多球练习的方式多种多样，针对改善青少年视力的多球练习可采用在正规球场上进行运动中击球，教师以前、后、左、右 4 个点为发球落点，从规律的运动轨迹开始，等学生熟练后可逐渐打乱规律。这种练习方式可以增强学生的应球能力，学生紧盯羽毛球的运动，并且随着球的轨迹不断调整自己的步伐，在短时间内完成接发球。在多球练习中，为进一步提高练习效果，要遵循因人而异、循序渐进的原则。1 组练习的次数建议为 15—30 个球，练习组数为 4—6 组，间歇时间控制在 1—2 分钟（图 5-15）。

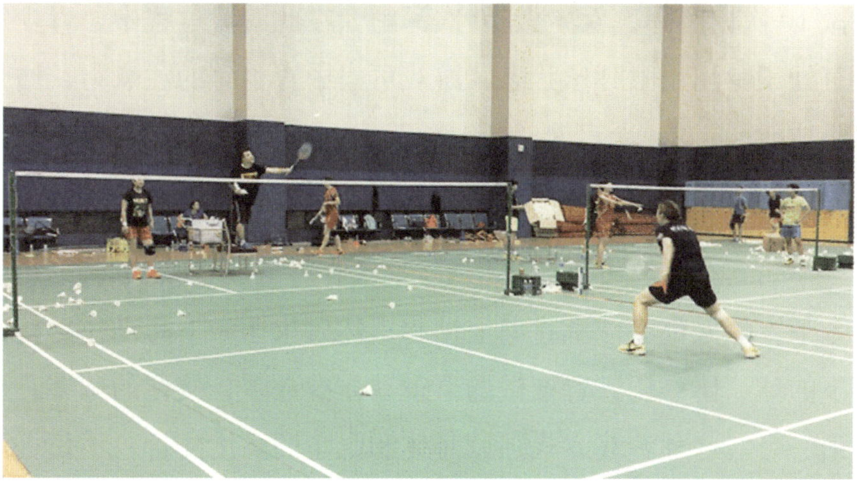

图 5-15　多球练习

## （二）游戏练习法

青少年容易注意力不集中，往往对羽毛球技术动作的学习无法持久或兴趣不高。如果将体育游戏融入羽毛球运动练习中，就可提高青少年的运动积极性，减弱疲惫感，从而优化练习效果和提升练习质量。可采用的游戏的具体方法如下。

### 1. 掷球游戏

选择一名学生负责掷羽毛球，其他学生则站成一路纵队。当掷球者喊“预备”时，纵队排头做好站立式起跑姿势，掷球者喊“跑”的同时，用力把手中羽毛球向前上方掷出。羽毛球被掷出的瞬间，排头学生开始奔跑，争取用球拍将羽毛球接住。掷球游戏可有效地提高青少年的反应速度及注意力水平。

### 2. 接力颠球

一名学生开始向上颠球，完成 5 次颠球后将球传到下一名学生的手上，完成 5 次颠球后再往下传，依次轮流颠球。要求传球过程中球不能落地，接球或传球失误的学生要接受体能惩罚：男生做10次俯卧撑，女生做10次深蹲。在此游戏过程中，青少年一直处于专注用眼盯球状态，游戏可集中青少年的注意力，增强眼肌功能。

#### 3. 下蹲接球

学生每人拿一个羽毛球围成一个圆圈，在老师或家长的统一口令下，每人都将球垂直向上抛起，然后快速做下蹲动作后接住掉下的球。比一比，看谁做的下蹲动作次数多，接住的球多，选出第一名。这种游戏方式强调身体和眼睛的高度配合，不仅提高了青少年眼睛的灵敏素质，也提高了青少年的体能素质。

### （三）业余比赛法

#### 1. 两人单打比赛法

两人开展单打比赛。始终是获胜方发球，在比赛过程中，力争将球击打到对方的场地范围。面对无规律的来球，运动双方都需要全神贯注，眼睛也要紧盯来球，以便做出迅速反应，快速回击。

#### 2. 四人双打比赛法

由二对二的四人开展双打比赛。双打比赛需要同伴之间的配合。比赛方法同单打。

#### 3. 三对三比赛法

三对三比赛法是一种新兴的羽毛球运动比赛方式。比赛开始前，首先要明确三人的分工和站位，通常一人在前排，两人在后排，三人的位置可以轮换。需要注意的是，三人间要保持一定的距离，注意避让。

根据参与运动的人数不同，可以采用不同比赛方法。场地只要是宽阔平坦的空地上即可。运动装备简单，只需球拍和球，有无球网均可开展。竞赛规则可灵活变化，目的是激发青少年对羽毛球运动的兴趣，使其有坚持运动的动力，以优化羽毛球运动对视力的良好效果。

#### （四）其他方法

除上述方法外，还可采用其他练习方法，如发球练习、一人打一拍轮转击球等，结合多种运动方式提高青少年对羽毛球运动的兴趣，激发运动动机，促进青少年眼健康。

青少年参与羽毛球运动前要做好热身运动，根据自己的身体状况，佩戴护腕、护膝、护腰。在培养羽毛球运动的兴趣，持久、稳定地进行羽毛球运动的同时，青少年还要注意平时科学用眼，只有这样才能达到运动促进眼健康的目的。

## 第三节　网球运动法

网球运动起源于公元前 13 世纪—公元前 12 世纪的法国传教士在教堂回廊里用手掌击球的游戏，经过不断发展和改善才有了现代的网球运动。经常有规律地参加网球运动，对青少年身体健康有积极的促进作用，特别是对青少年的视力起到很好的作用。

### 一、网球运动简述

网球运动被称为世界第二大球类运动，一般包括室内网球和室外网球两种形式。随着我国体育运动的大力开展，网球运动逐渐走入校园，这 既有观赏价值又有健身价值的高雅运动慢慢吸引了青少年的注意，越来越多的青少年参与到网球运动中，成为优秀的网球后备人才。同时，网球运动也对改善视力和预防青少年视力下降起到积极作用。

在正规比赛中，网球运动的规则规定网球比赛分为单打和双打两种形式。网球场有各种不同的球场表面，根据场地地面材质分为草地场、红土场、硬地场、地毯场。有效单打网球场为长 23.77 米、宽 8.23 米的矩形，有效双打网球场的宽度则为 10.97 米，中间由一条挂在粗的绳索或钢丝绳上的球网分开。球网粗绳索或钢丝绳最大直径为 0.8 厘米，网的两端应附着或挂在两个网柱顶端，网柱为边长不超过 15 厘米的正方形方柱或直径为 15 厘米的圆柱。网球直径为 6.541—6.858 厘米，重量为 56.7—58.5 克。

网球运动基本技术包括握拍法、准备姿势、抽球技术、削球技术、截击技术、高压球技术、挑高球技术、发球技术、接发球技术等。青少年应首先学习正反手击球技术，熟练掌握各种移动步法，然后学习发球技术，熟悉比赛规则，就可以进行简单的比赛。

## 二、网球运动方案

青少年网球运动训练的具体训练方法有基本练习法、游戏法、业余比赛法和其他方法等。

### （一）基本练习法

#### 1. 单人练习法

（1）对墙击球练习。站在距离墙约 9 米左右的地方对墙击落地球，要求充分后摆以及做完随挥动作，并记下有效的回合球次数。该练习能增强青少年的注意力和视觉反应（图 5-16）。

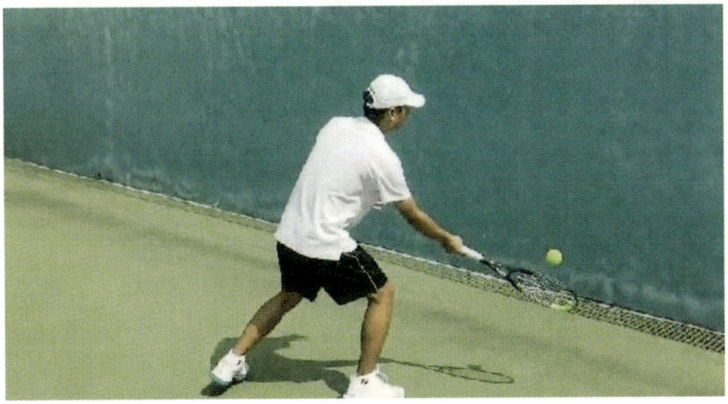

图 5-16 单人练习法

（2）拍球练习。采用半西方式握拍法将拍面持平，用球拍对地面进行拍球，要求每一次拍球击中球拍中间的区域。该练习能使青少年熟悉球性，增强球感和反应力（图 5-17）。

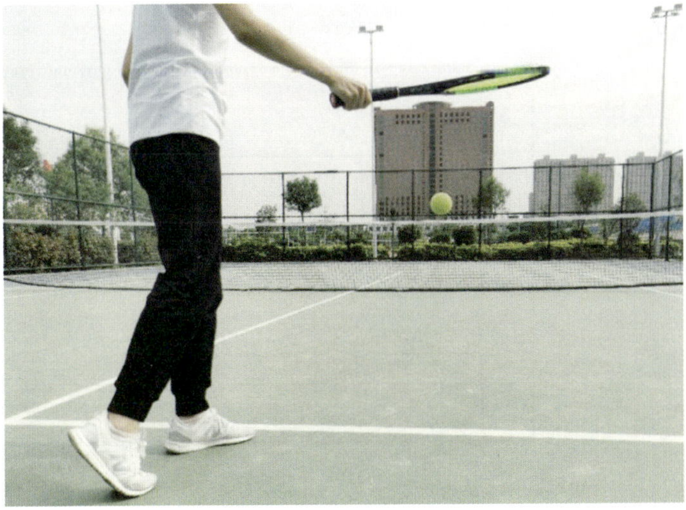

图 5-17 拍球练习

## 2. 双人练习法

（1）双人对拉。一方站在发球线后，将球挥送到对方区域发球线前后，对方击球并回球，随着掌握程度逐渐拉长距离练习。要求双方脚下积极移动，盯住来球。双人对拉能够增强青少年眼肌的灵活性，缓解眼疲劳，提高视觉灵敏素质水平（图 5-18）。

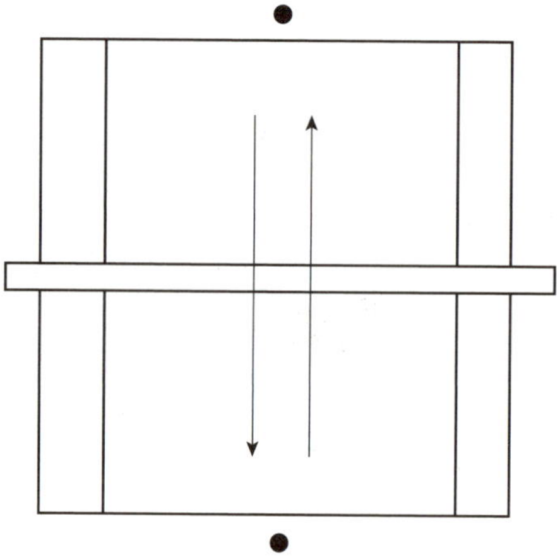

图 5-18　双人对拉示意图

（2）两人多球练习。两人一组，一人抛球，另一人击球，抛球者可站在击球者的同侧，也可站在击球者的对侧场地，若干次后进行交换（图 5-19）。

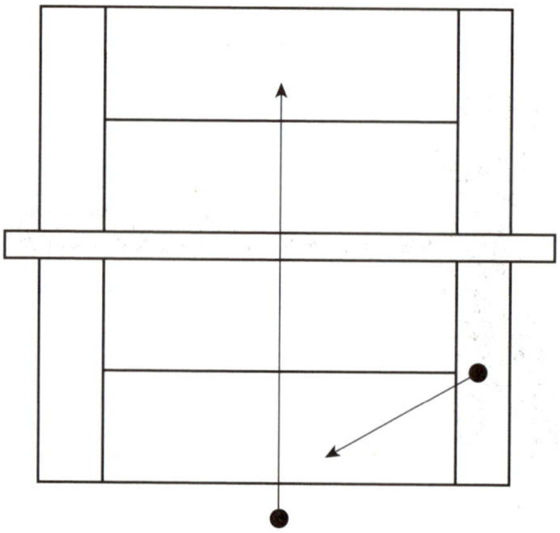

图 5-19　两人多球练习示意图

### 3. 三人或多人练习法

（1）底线正反手多球练习。三人一组，一人站在中场抛球，分别向左右抛球，另外两人在抛球者对侧场地跑动击球，若干次后进行轮换（图 5-20）。

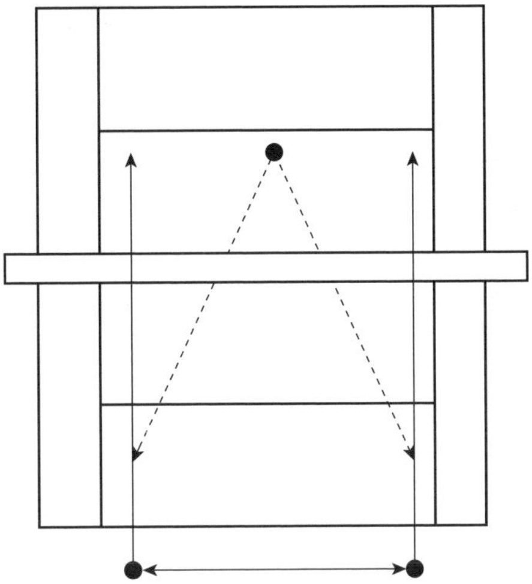

图 5-20　底线正反手多球练习示意图

（2）底线前后跑动多球练习。多人一组，一人站在球场侧边，依次向同侧球场的前后方抛球，其他人站在底线轮流前后移动接球。抛球者不仅站在击球者的正手侧抛球，还要站在其反手侧抛球，因为来球方向不同，击球者跑动更加积极，若干次后进行轮换（图 5-21）。

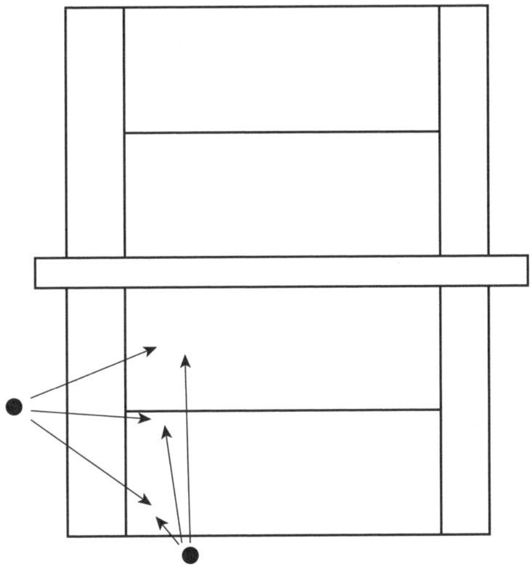

图 5-21　底线前后跑动多球练习示意图

（3）组合多球练习。多人一组，一人站在场地一侧向对侧场地抛球，抛球者分别抛出左右底线球、中场球、小球等。其他人在对侧场地轮流跑动接球，若干次后进行轮换（图 5-22）。

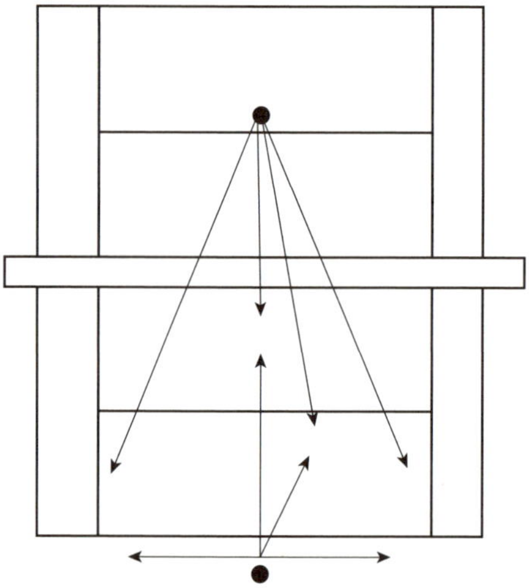

图 5-22 组合多球练习示意图

## （二）游戏法

### 1. 颠球接力游戏

将学生平均分成 A、B 两组，每组中一半学生站在起点处，另一半学生站在终点处，起点与终点距离 15 米。站在起点的学生用网球拍颠网球（图 5-23），传递给站在终点的同学，然后由终点的同学再传递给站在起点的另一名同学，全部完成后，用时最少的组获胜。颠球必须在规定设置的区域内进行，路程中可以设置障碍。其目的是锻炼青少年眼、手、脚的协调能力，提高眼睛专注度，也可以让其感受球击中网球拍中心的感觉，以增强球感。

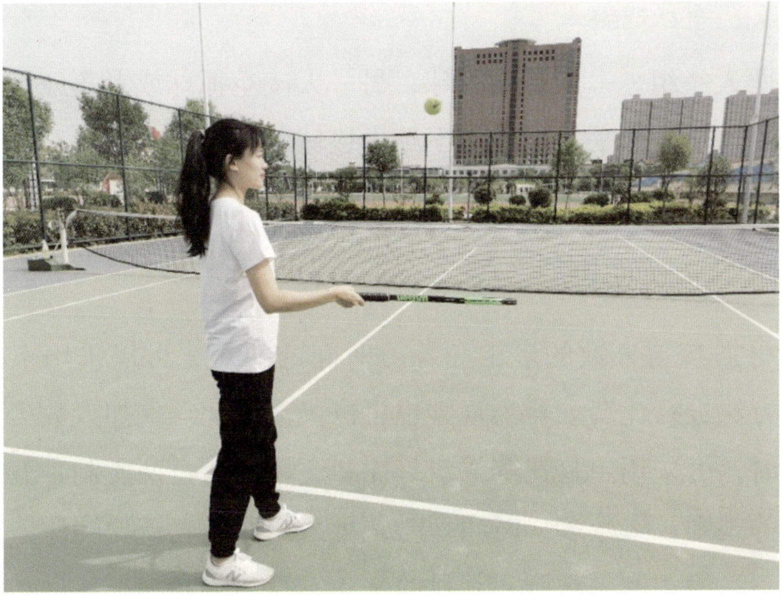

图 5-23 颠球接力游戏中的颠球动作

### 2. 网球场方格游戏

用标志物将网球场分为不同区间，规定学生将球打至指定区域，球进入指定区域得分（图 5-24）。其目的是使学生的眼睛始终关注球的位置与落点，提高其眼睛专注度。

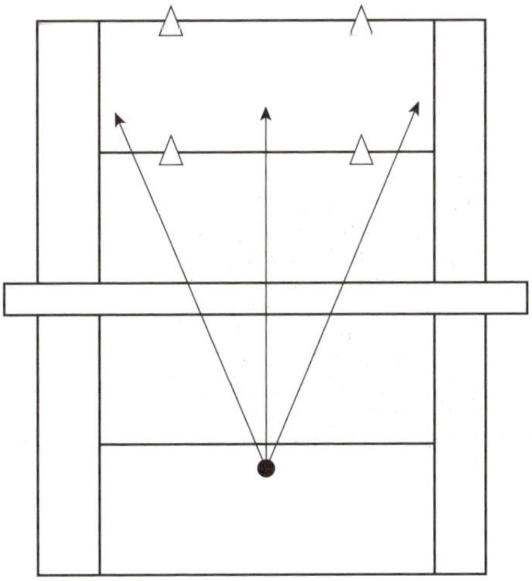

图 5-24 网球场方格游戏示意图

3. 徒手抓球游戏

两人一组，一人隔网扔球，另一人凌空抓球或者落地一次抓球。要求学生伸手去抓球而不是去接球，若干次后进行交换。其目的是增强学生的快速反应能力和盯球能力。

## （三）业余比赛法

根据参与人数的多少和练习时间的长短，可以采用不同的比赛方法进行比赛。竞赛规则也可以灵活变化。例如人数少、时间长时，可采用单打比赛或双打比赛，采用三盘两胜制、五局三胜制等规则；人数多、时间短时，可采用两组轮流比赛法，采用计分制、淘汰制等规则。其目的是激发青少年参加网球运动的兴趣，提高其视力水平。

1. 单打比赛法

比赛规则可以设定为五局三胜制，比赛场地为单打场地。两名选手分别相对站在球网的两侧，首先发球的选手称为发球选手，另一个选手称为接发球选手。选手用网球拍将球击过网，落入对方的场地上，这样一来一回，直到有一方将球打出界或没接到球为止（图 5-25）。

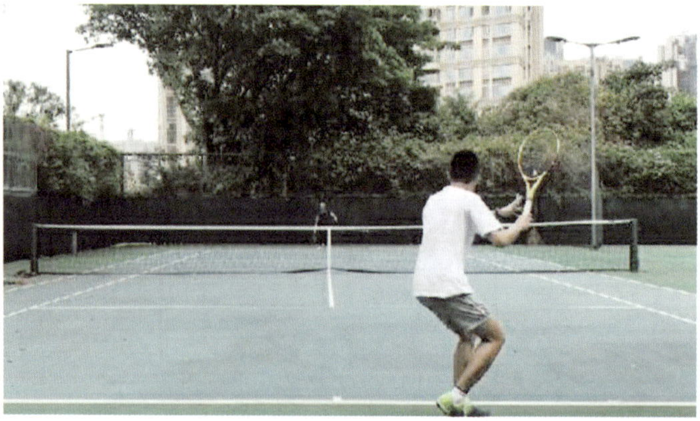

图 5-25　单打比赛法

### 2. 双打比赛法

比赛规则可以设定为三盘两胜制，比赛场地为双打场地。与单打比赛法不同的是发球的次序，应在每盘开始之前决定发球次序，即每盘第一局开始时，由发球方决定由谁首先发球，对方同样在第二局开始时决定由谁首先发球，第三局时由第一局发球方的未发球球员发球，第四局由第二局发球方未发球的球员发球，以下各局均按此次序轮换发球（图 5-26）。

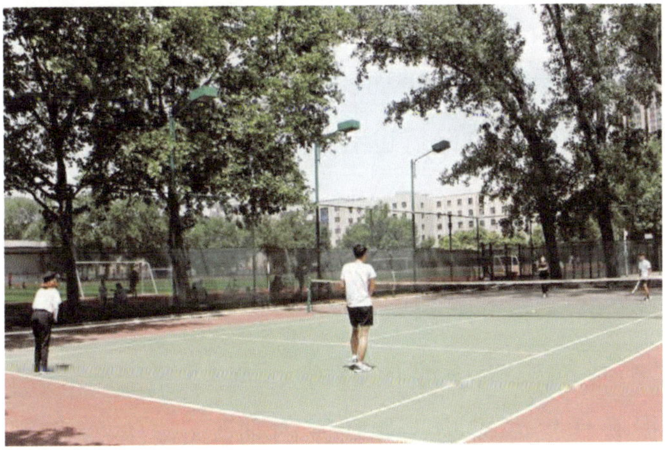

图 5-26 双打比赛法

### 3. 两组轮流比赛法

比赛规则可以设定为计分制，比赛场地为单打场地。将学生平均分为 A、B 两组，两组分别站在球网两侧。比赛进行三轮，第一轮两组分别派一名学生上场，两人打一个球，一方将球打出界或没接到球不得分，另一方得一分，然后双方再派其他学生上场，直至所有学生均上场，则一轮比赛结束。如此进行三轮比赛，三轮结束后，得分高的组获胜。

## （四）其他方法

对于青少年网球初学者来说，还可以采用无压网球、气压低的旧球进行锻炼。这样做可以降低运动难度，易于初学者掌握。

## 第四节　篮球运动法

篮球运动是1891年由美国人詹姆斯·奈史密斯发明的。由于当地盛产桃子，这里的儿童又非常喜欢玩将球投入桃子筐的游戏。这使他从中得到启发，创编了篮球游戏。经过多年的不断完善才发展成为今天的篮球运动。经常打篮球有助于青少年的身体健康，对眼健康和视力保持也有很大帮助。

### 一、篮球比赛简述

篮球比赛的标准场地长28米、宽15米，4条界线外至少2米处不得有任何障碍物，如在室内则天花板的高度应至少为7米。球场分中线、前场和后场，中线上的中圈和前后场罚球区罚球线上的两个半圆半径均为1.8米。篮圈下面的矩形为限制区，通常称为禁区。前后场内的拱形弧线外的地区称3分投篮区，在拱形弧线外投篮命中得3分。

篮球比赛中规则较多，且相当复杂，共有93条。超时违例主要分为3秒、5秒、8秒和24秒违例。一般规定全队6次犯规规则和一加一罚球规则：比赛每半时，一个队的队员侵人犯规和技术犯规次数累计已达6次，此后这个队的任何一个队员再发生侵人犯规或技术犯规，均将执行一加一罚球规则，判给被侵犯的对方队员罚球一次。如罚球成功，由这个队员再追加罚球一次；

如第一次罚球不中，比赛应继续进行，不再给予追加罚球的机会。如罚球者罚出的球未触及篮圈，则判为违例，由对方在边线掷界外球。技术规则分为技术犯规、二次运球、带球撞人、阻挡犯规、打球犯规、走步和超时违例。

篮球运动中的经典动作有后仰跳投、空中接力、立定投篮、急停跳投、欧洲步、梦幻脚步等。

## 二、篮球运动方案

### （一）练习法

#### 1. 投篮训练

用正确的姿势和方法将篮球投进篮筐中，双眼随着篮球的运动而运动，集中注意力观察篮球的运动状况，球在上升或下落时，双眼不可离开篮球（图 5-27）。一定要保证安全，谨防误伤。

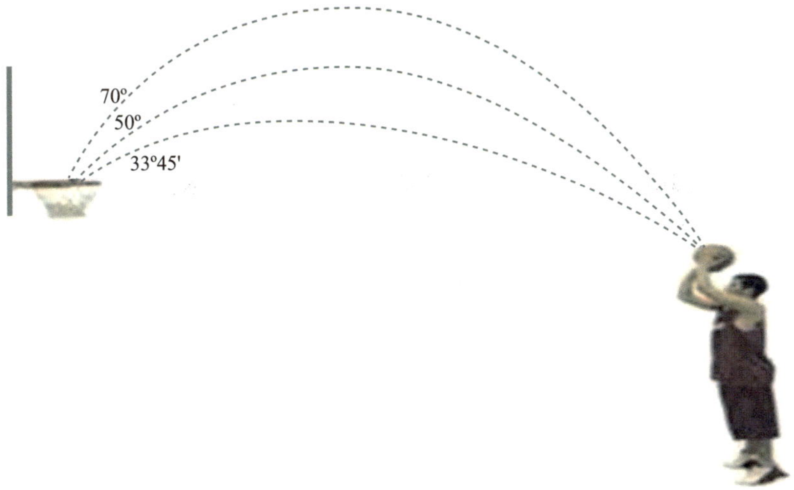


图 5-27　投篮练习

### 2. 原地长传球

双手持球于胸腹之间，两肘自然弯曲于体侧，身体呈基本站立姿势，眼平视传球目标。传球时后脚蹬地发力，身体重心前移，两臂前伸，将手腕随之旋内，拇指用力下压，食指和中指用力拨球并将球传出（图 5-28）。球传出后，两手略向外翻。传球过程中，双眼随球而动。

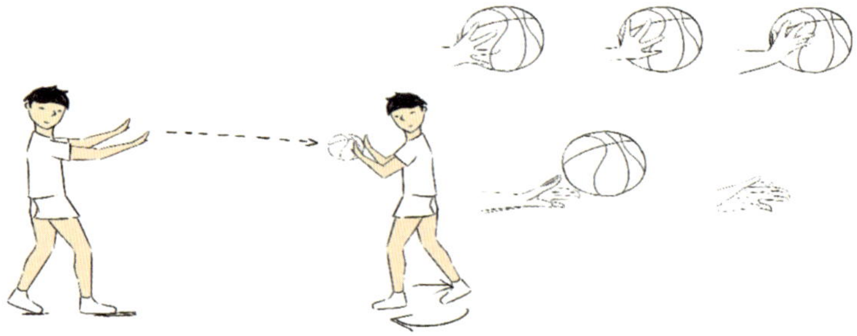

图 5-28　原地长传球

### 3. 行进间传球

手脚协调，收球要快，一步出球，传接球时不减速，始终用眼睛看前方情况，传球要有体前量，传球点应在接球者前方约一步距离，传接球时眼睛要始终注视着球的运动轨迹（图 5-29）。

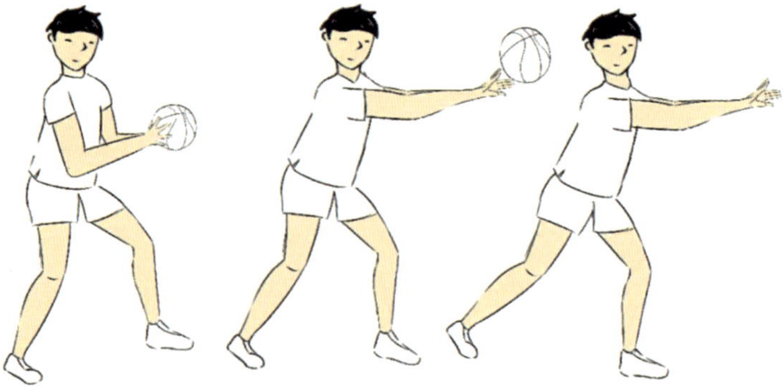

图 5-29　行进间传球

## （二）游戏法

### 1. 看谁传得快

把学生分为人数相等的两队，互相交错围成一个圆圈，圆的直径为 3 米，每队选一人站在圆中央，圈中人各持一球，背对背站立。游戏开始，圈中人按同一方向依次传球给本队的每一个人，站在圆圈上的人在接球后立即传回圈中队友，两队相互赶超。传球时，眼睛要观察传球距离和位置，这个过程中睫状肌收缩，达到锻炼眼部肌肉和提高眼球灵敏度的目的。

### 2. 踩线追逐

以 20 人在篮球半场为例，选出一人进行追逐，其余 19 人在篮球半场踩着线跑。事先选出的一人在线上追，被追上的人将充当追逐者。需要注意的是，由于三分线与罚球线圆弧靠近，组织者要规定其不许跨线；在直角转弯时也要按球场线路走。为避免违规，要事先说明不允许反捕。40 人以上时，可采用全场追逐方式。这个游戏不仅提高了青少年的奔跑能力，也锻炼了眼部肌肉。

### 3. 传球捕人

以 20 人篮球半场为例，选出两人捕人，其余的人在篮球半场不超出边线和中场线 4 条线内任意躲避捕捉。选出的两人用一个篮球，只能以传球的方式（不允许走步运球）移动步伐，用球触碰躲避方，在球不离手的情况下进行捕捉。被捉的人加入捕捉方一起捕捉下一目标，直到捉住最后一人（图 5-30）。躲避方可看准机会打掉传球路途中球破坏捕捉，但不可超出界线，在传球过程中，眼睛要始终追随球的路线。

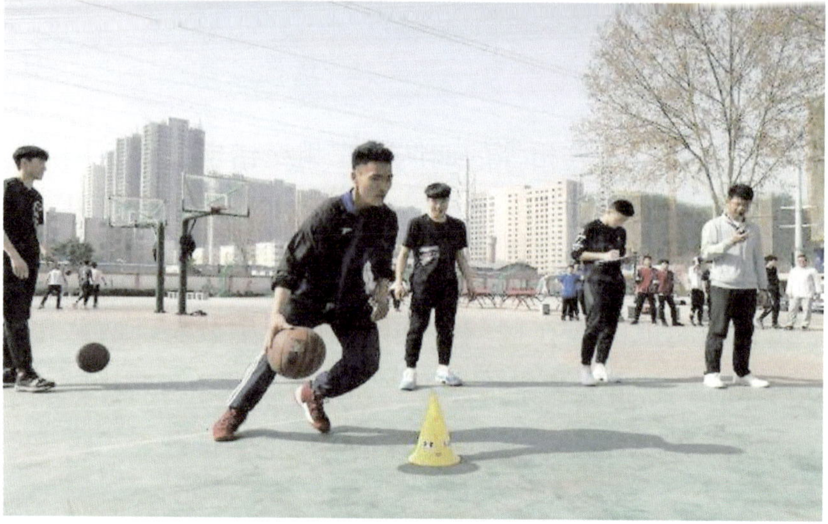

图 5-30　传球捕人

4. 花样篮球接力

将学生分为两组。每组首先由两人用自己的后背相互协调完成从中线起到篮下的运球，两人各自投中一球，按原方法将球运回中场，交与同组下两位成员，完成同样的任务，直至两组均完成接力。两组同时分半场进行，耗时少者为胜。

5. 母鸡搬家（两人往返）

将学生分为两组，每组学生再评分，站在篮球场宽线两侧。站在起点的学生将篮球夹在膝盖内侧。当计时员哨响后，参赛者必须以走的方式将篮球从球场边线一侧运到另一侧，换人后再运回起点，即往返一次，单程为一球场宽。中途若篮球掉下，可用手捡起夹于膝盖，回到篮球掉落点继续比赛，比赛过程中篮球必须处于膝盖内侧处。违反规则的加 10 秒 / 次。两组均完成后，耗时少者为胜。

## （三）业余比赛法

### 1. 三对三篮球比赛

比赛场地为篮球场半场，比赛双方各 3 名队员，不可替换（遇伤酌情处理）。比赛时间为 12 分钟，比赛计时表不停，12 分钟内得分先达 15 分的一方获胜，如均未得满 15 分，得分高的一方获胜。三分线内投进一球得 1 分，三分线外投进一球得 2 分（图 5-31）。

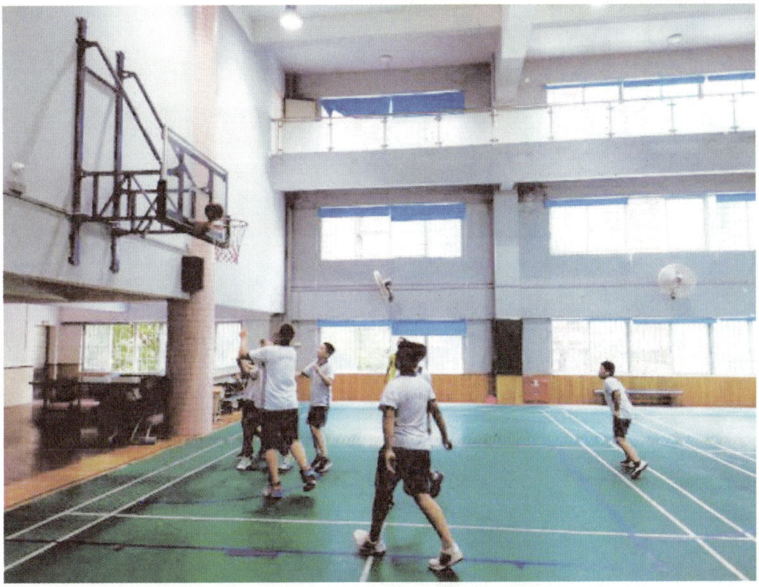

图 5-31　三对三篮球比赛

### 2. 五对五篮球比赛

每队 5 人，其中一人为队长，候补球员最多 7 人，但可依主办单位而增加人数。比赛分 4 节，每节各 10 分钟，每节之间休息 5 分钟，中场休息 10 分钟，另在 NBA 比赛中，在第 4 节比赛和加时赛之间，以及任何加时赛之间，休息 100 秒。比赛结束，两队积分相同时，则进行 5 分钟延长赛，若 5 分钟后比分仍相同，则再次进行 5 分钟延长赛，直至比出胜负为止（图 5-32）。

青少年在篮球比赛前，要进行全部位的热身运动，让腿部肌肉放松，避免高强度的跳跃跑动造成腿部抽筋。在多人比赛的过程中难免有肢体接触和碰撞，青少年要保护好头部、眼睛等重要部位，尤其是近视的青少年，尽量不佩戴普通的框架眼镜，可以选择专业的篮球运动眼镜或隐形眼镜，避免镜片破碎对眼球造成伤害。

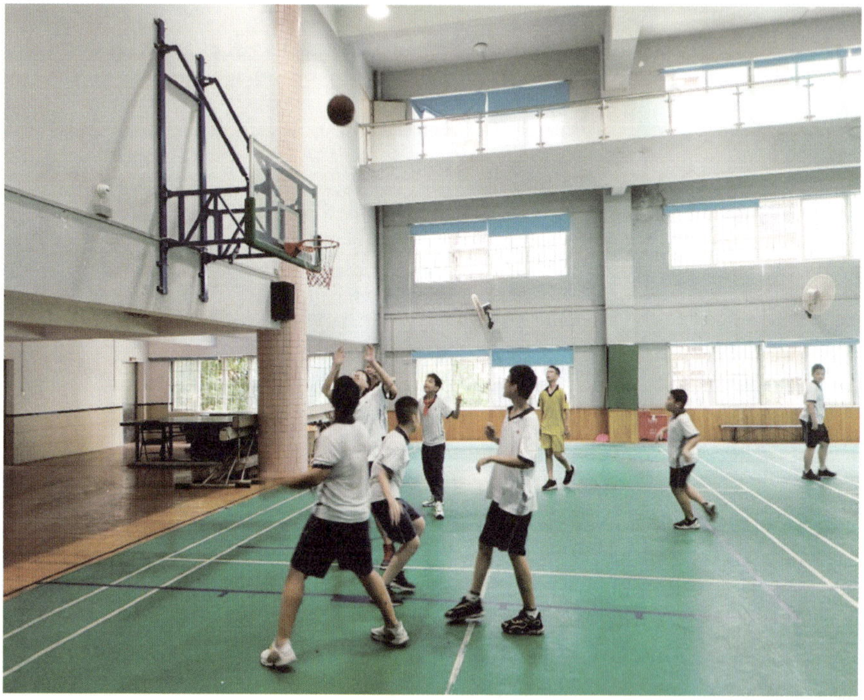

图 5-32　五对五篮球比赛

## 第五节　排球运动法

排球运动是 1895 年美国的一位叫摩根的体育工作人员发明的。经过多年的不断改变和完善才有了现代的排球运动。经常有规律地参加排球运动，对青少年身体健康有积极的促进作用，特别是对青少年的视力有保健作用。

## 一、排球运动简述

在正规比赛中，排球运动的规则规定 1 个队最多 12 名队员，排球比赛场地为 18 米 ×9 米的长方形，四周至少有 3 米空地，场地上空至少高 7 米内不得有障碍物。所有线宽均为 5 厘米；场地中线上空架有球网。网宽 1 米，长 9.50 米，挂在场外两根圆柱上。女子网高 2.24 米，男子网高 2.43 米。球网两端垂直于边线和中线的交界处各有 5 厘米宽的标志带，在其外侧各连接一根长 1.80 米的标志杆。球的圆周为 65—67 厘米，重量为 260—280 克，气压为 0.40—0.45 千克 / 厘米 $^{2}$。

青少年排球是排球运动的一个重要分支，随着我国对体育运动的大力发展，青少年已成为未来体育可持续发展的主力军。在青少年平常训练或游戏比赛锻炼中，可以因地制宜，灵活安排场地、网高、器材等的设置，以达到锻炼的效果。从小参加排球运动训练，打好基础，可以造就更多优秀青少年排球运动员，更可以积极、有效地防治青少年视力下降。

排球基本技术包括准备姿势和移动、传球、垫球（图 5-33）、发球、扣球、拦球、拦网。对于青少年来说，应首先学习准备姿势和移动，熟练掌握各种移动步法；然后学习传球、垫球技术，再学习发球技术，学习了传、垫、发球技术后，就可以进行简单的比赛；在此基础上学习扣球、拦网技术，便可组织简单的攻击和防守战术。

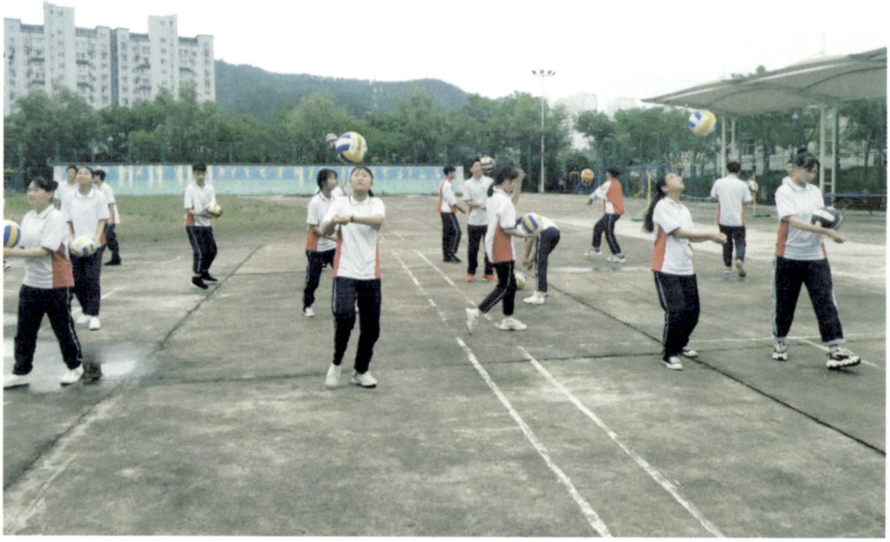

图 5-33　排球垫球练习

## 二、排球运动方案

青少年排球运动训练，对眼睛的锻炼具有很好的效果。具体训练方法有基本练习法、游戏法和比赛法等。

### （一）基本练习法

#### 1. 单人练习

（1）对墙传球练习。一人一球对墙自传。要求距离 1.5 米左右，认真体会用力顺序，体会动作要领，注意手型和击球部位（图 5-34）。这个练习主要提高青少年的注意力，使其能够较少走神；熟悉球性，增加球感。

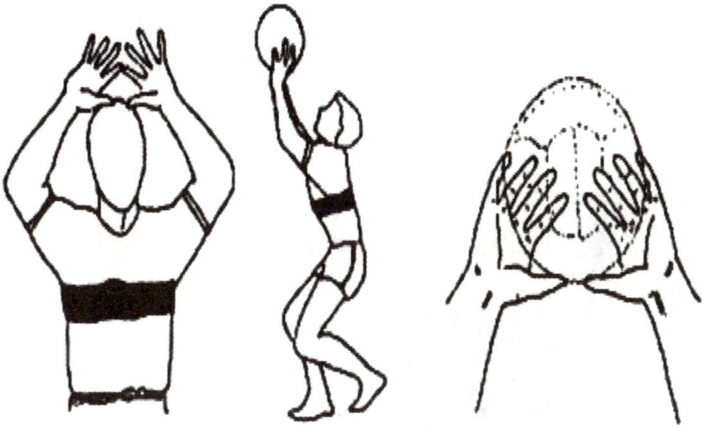

图 5-34 对墙传球练习手型和击球部位

（2）原地对墙垫球。原地向上垫球（图 5-36）是原地对墙垫球的基础。青少年在练习好原地向上垫球动作后，可进行原地对墙垫球。一人一球对墙自垫（图 3-36）。要求距离 1.5 米左右，认真体会用力顺序，体会动作要领，注意击球部位。对墙自垫能熟悉球性，增加球感。对墙自垫熟练了，能准确体会球的力量大小，提高垫击动作的准确性。该练习能够充分活动眼部肌肉群，促进眼部血液循环；使青少年体会正确的传球动作和正确的击球点。

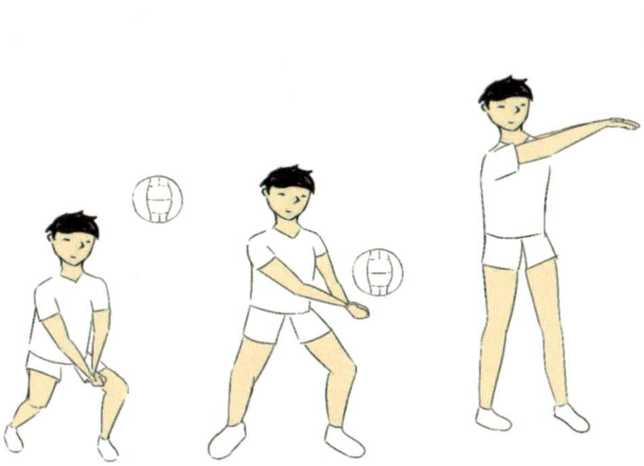

图 5-35 原地向上垫球

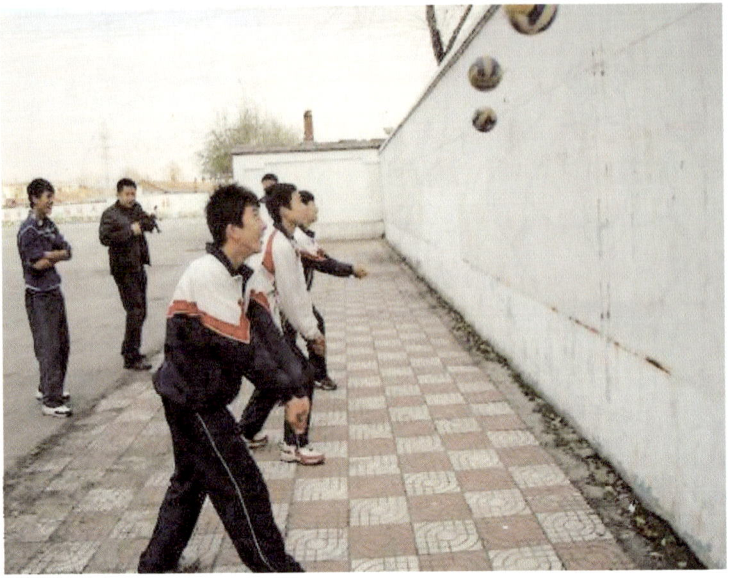

图 5-36　对墙垫球练习

（3）原地正面双手上手传球练习。进行正面双手传球，首先要与球保持合理的位置关系，对准传球方向做好传球前的准备姿势。当来球接近头上方时，首先要做迎球的动作，双手由脸前上方主动迎球。利用蹬地、展体和伸臂迎球的动作，全身协调用力，通过手指、手腕的弹力将球传出。青少年在这个练习中要体会正确的传球动作和正确的击球点（图 5-37 和图 5-38）。

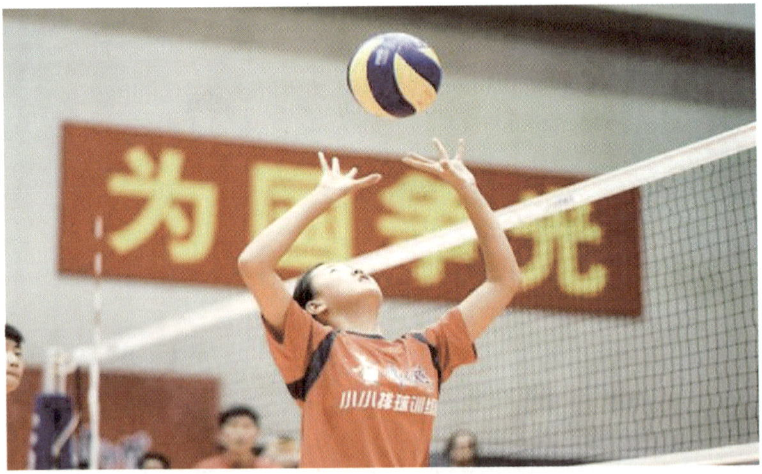

图 5-37　正面双手上手传球标准动作

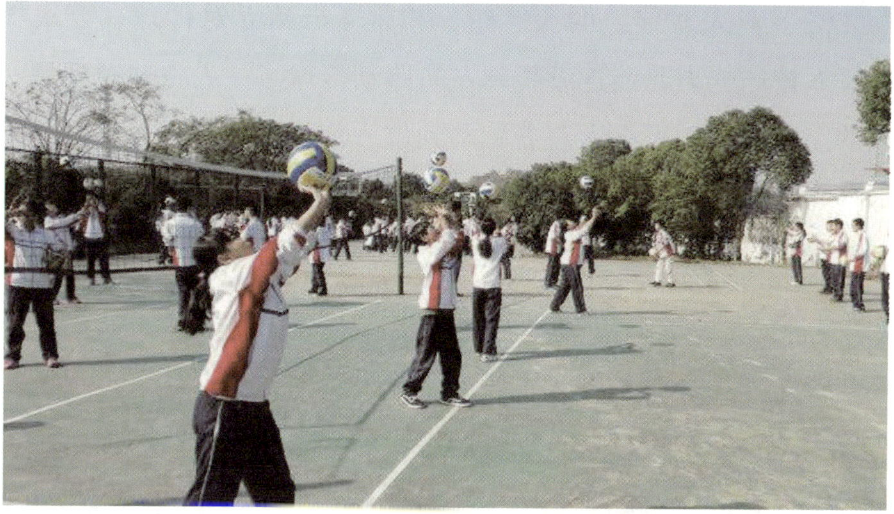

图 5-38　原地正面双手上手传球练习

## 2. 双人练习

（1）双人互传、扣接球。两人相隔 5 米，要及时判断来球的路线与落点，尽快移动到球的下方，进行传球和扣球，传球需在头上方，扣球需在惯用手上方适当位置。该方法能够增强眼睛的反应力，减少青少年做出正确判断所需要的时间（图 5-39）。

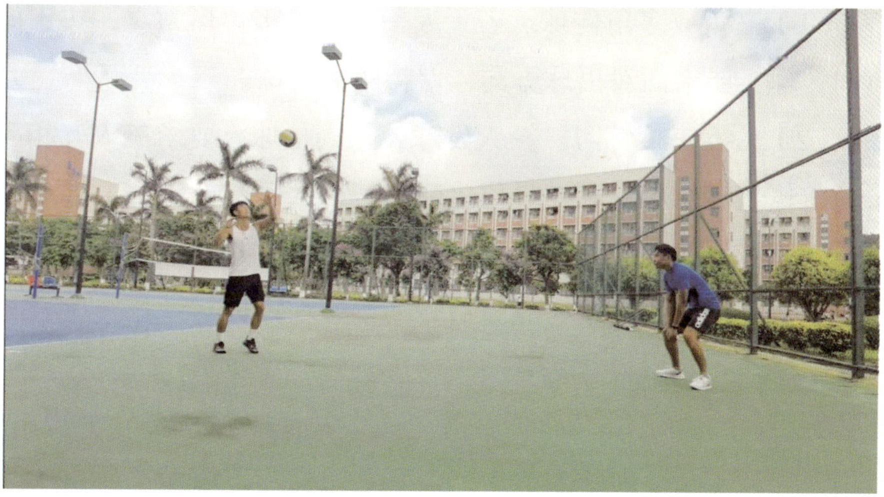

图 5-39　双人互传、扣接球

（2）双人对传。两人一组，相距 4 米站立对传球。要求提高每人控球能力，能连续传球左右跑动传球。一人将球抛到另一人的左右两侧，另一人左右跑动到位后传球，然后二人互换。要求移动速度要快，传球时面对抛球者，做到正面迎送来球（图 5-40）。

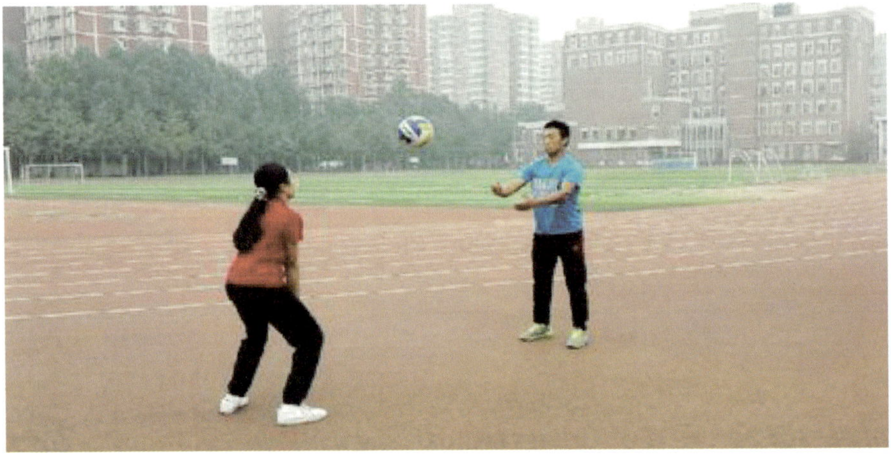

图 5-40　双人对传

### 3. 三人或多人练习

（1）三角或多角传球。若干人一球，呈多边形站立，按不同方向传球。要求面对出球方向，保持正面传球。

（2）一发三接练习。一人发球，三人接球，要求三人互相配合，将球垫到 2 号位和 3 号位之间。若干次后交换。

（3）三人一组接发球。一人先发球，接球后由第二人做二传组织进攻，第三人进攻，做完后轮换。

## （二）游戏法

### 1. 赶小猪

将三名学生分成一组，两名学生站在起点，一名学生站在终点位置。如学生 A 和学生 B 在起点，学生 C 在终点，起终点相距 15 米。听到体育老师的口令后，学生 A 在起点用垫球的部位将球托起，并持球跑至终点位置，然后将球传给学生 C，学生 C 接球后用同样的方式托球跑至起点，将球传给学生 B，学生 B 再托球跑到终点。小组之间进行比赛，速度最快的组获胜。

学生要记住垫球部位以及双臂加紧的手型要求，加深动作印象，从而在实践过程中能用正确的部位垫球（图 5-41）。

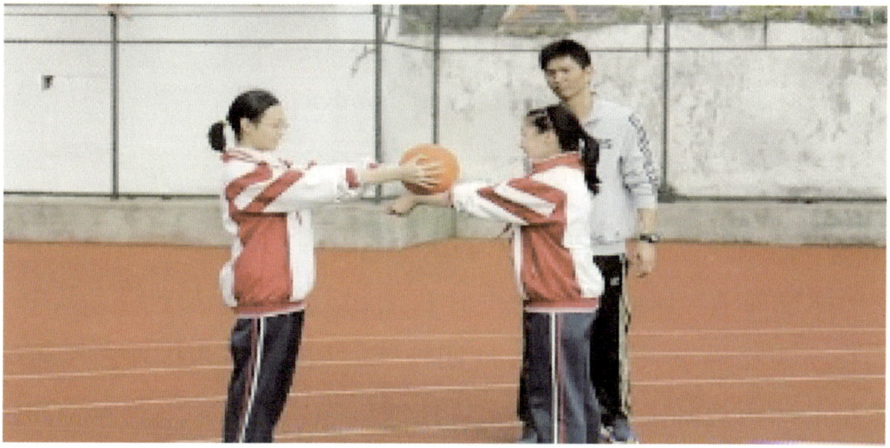

图 5-41　赶小猪

### 2. 垫球入筐

准备大筐（可用呼啦圈做成）若干个，将学生分成人数相等的若干组，每组距筐 8 米，列队站好。听到教师发出的信号后，排头做自垫球移动前进，至距筐约 3 米处时将球垫向筐内，徒手跑回击下一人的手掌，第二人做与排头同样的动作，全队依次进行（图 5-43）。速度快、入球多的队名次列前（其中以入球多少为主）。该游戏的目的是提高垫击球的准确性，使眼睛与身体配合更精准。

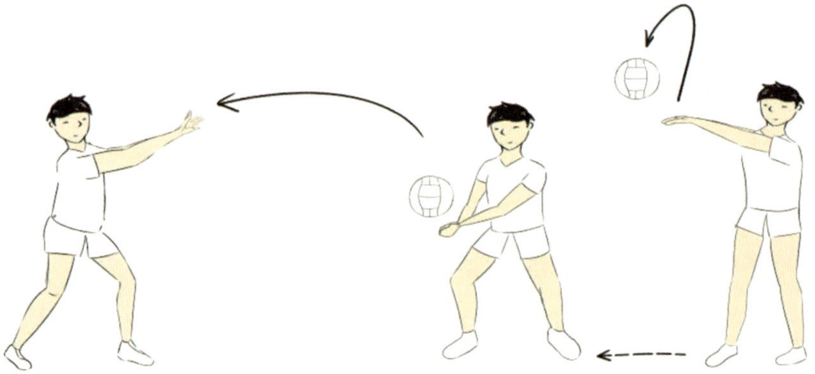

图 5-42　垫球入筐中垫球动作示意图

### 3. 指定回击

准备 4 种不同颜色或型号的区别度高的排球若干个，并将 4 种球分为 A、B、C、D 类混合在一起；学生 5 人一组，其中 4 人在左边随机发 A、B、C、D 四种球，1 人在右边接球。接何种类型的球由教师随机变化决定，接球正确率高的一组获胜。其目的是提高接球人的视听能力，考验其视觉辨别能力和反应力。

## （三）业余比赛法

### 1. 二人隔网垫球比赛法

青少年在全身协调用力的基础上，通过手臂的迎击动作，使来球从正面垫击面反弹出去。在判断来球移动取位的同时，应根据来球情况和击球的需要变化身体重心，使击球点保持在腹部高度的正前方，并将两臂迅速插入球下（图 5-43）。击球时蹬腿提腰，重心随之前移，同时含胸提肩，压腕抬臂等全身协调动作迎向来球，将球准确地垫在小臂击球部位上。在垫击瞬间，两臂应保持平稳固定，身体重心和两臂要自然地随球伴送动作，以便控制球的落点和方向。

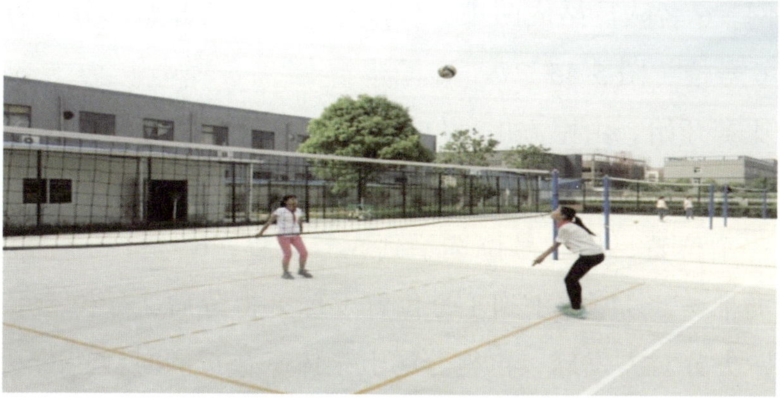

图 5-43 二人隔网垫球比赛法

2. 四人隔网传球比赛法

可以成“N”字形传球接发球；看清来球，迅速移动到球的落点，对正来球，两脚左右开立，约同肩宽，左脚稍前，右脚脚跟稍提起，两膝微屈，上体稍前倾，两臂弯曲置于胸前，两肘自然下垂，两手成传球手形，眼睛注视来球方向（图 5-44）。当手触球时，手腕稍后仰，两手自然张开，手指微屈成半球状。两拇指相对成“一”字形或“八”字形，两拇指间的距离不能过大，以防漏球。

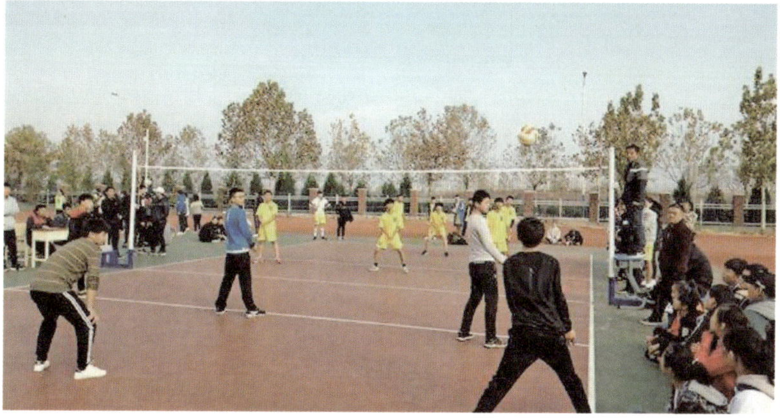

图 5-44 四人隔网传球比赛法

3. 六人发球定位比赛法

甲、乙两方各上场 6 名队员，分别站在排球场的一边，面对排球网。6 名队员站成两排，从排球场右下角开始，分别为 1 号位至 6 号位（图 5-45）。

比赛开始，由甲方 1 号位选手发球，得分后 1 号位选手继续发球，失分后由乙方发球；甲方再次得分时，全体队员按顺时针转圈一个位置，即 1 号位选手到 6 号位置，6 号位到 5 号位置，以此类推，2 号位选手到 1 号位置发球，得分后 2 号位选手继续发球，失分对方发球；再得分场上全体队员按顺时针转圈一个位置，随后以此类推……乙方移动相同。

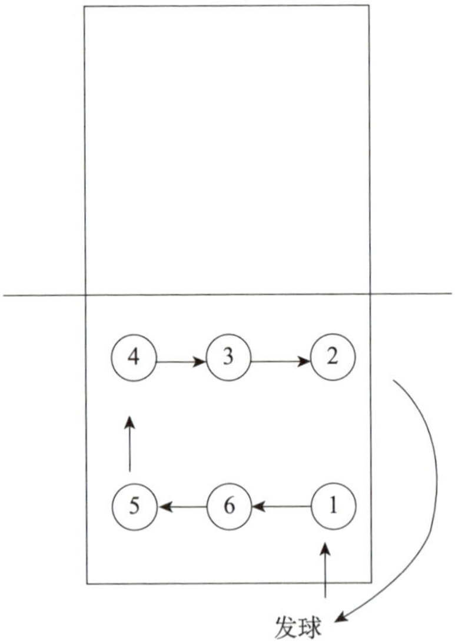


图 5-45　六人发球定位比赛法

## 4. 排球运动比赛法

根据人数的不同，可以采用不同的比赛方法、场地、网高，竞赛规则也可以灵活变化，以注重培养青少年运动兴趣、提高青少年排球运动乐趣为目的。在比赛中，青少年两脚左右开立稍比肩宽，两脚尖稍内收，两膝弯曲成半蹲。脚跟稍提起，身体重心稍靠前，两臂放松，自然弯曲，双手置于腹前。两眼注视来球，两脚始终保持微动放松，在发球、垫球、传球、扣球时观察队友与对手的站位，巧妙、灵活地进行配合或攻击。正规排球运动比赛法站位、场地及人员布局示意图见图 5-46。

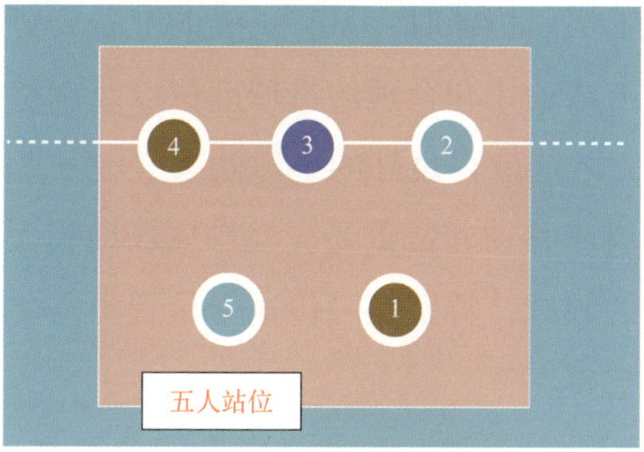


（a）五人站位俯视示意图

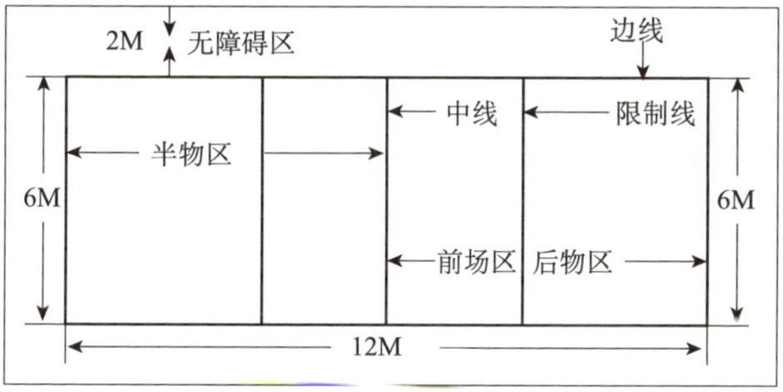


（b）场地示意图

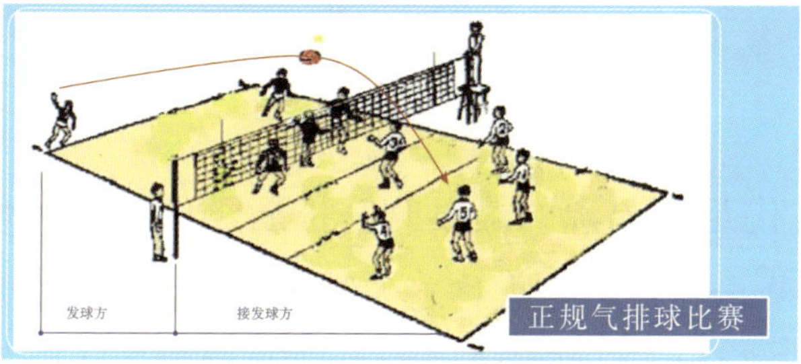


（c）人员布局示意图

图 5-46　正规排球运动比赛法站位、场地及人员布局示意图

## （四）其他方法

采用气排球、软排球锻炼的方法。对于初学的青少年，气排球、软排球锻炼可降低运动强度，易于掌握。具体方法如下：

（1）垫球是排球运动的基础，练好垫球至关重要。青少年可以进行一人或多人垫球互传练习，找到正确的击球点，培养球感，形成肌肉记忆。垫球时，只有正确的准备姿势、合理的击球手型、准确的击球动作和合理的击球部位以及调整手臂与地面的适宜用力角度，才能取得良好的垫球效果。

（2）练习脚步移动非常重要。气排球场地较大，每个人都有自己需要守护的领域，特别是一传这个位置更需要全场跑动，所以脚步移动更重要。

（3）团队配合很重要，虽然每个人的位置都是相对固定的，但在球场上还要懂得随机应变，这就需要重视团队配合。一个配合默契的团队可以互相鼓励，平衡心态，战胜困难。

（4）适当加强力量和柔韧素质训练，保证有足够的体能进行对抗。可以进行蹲杠铃、举哑铃、原地跳、跨步跳、正侧压腿、平板支撑等，按照计划科学、合理地进行练习。

## 第六节　足球运动法

中国古代足球起源的最早时间推断不一。但古代足球起源于中国是世界公认的。古人称之为蹴鞠（就是现在踢球的意思），2004 年国际足球联合会正式宣布足球是起源于中国。现代足球运动的起源一般以 1863 年 10 月 26 日在伦敦成立“英国足球联合会”为标志。从此，足球运动陆续传播到世界各地，成为全球广泛开展的一项体育运动。

## 一、青少年足球运动

标准的国际比赛场长度为100—120米，宽度为64—75米。世界杯决赛时所用球场的标准为长105米、宽65米，并铺有草皮。正式国际比赛必须在天然草皮球场进行，而不得在人造草皮球场进行。足球场内划有球门线、边线、中线、罚球区、球门、角球区、中点、中圈、罚球弧。球场四角各竖一面高度不超过1.5米的角旗。足球门的宽度为7.32米，高度为2.44米。标准的国际比赛用球，其周长为68—71厘米，比赛开始时的重量为396—453克，充气后的压力为0.6—1.1标准大气压（1标准大气压＝ $1.01325\times10^5$ 帕）。球的颜色应与球场有明显区别，一般为白色，晚间在灯光下进行比赛时，需使用黑白两色球。比赛中未经裁判允许，不得更换比赛用球。

正规足球比赛中，每队上场人数为11人，其中一人为守门员，每场比赛可替换3人，任何一个球队少于7人时，比赛无法进行。每场正规的足球比赛有1名主裁判、2名助理裁判和1名替补裁判。主裁判鸣哨后，开球队员将球向前踢至滚动一周后，即开始比赛。比赛的时间分上、下两个半场，每半场为45分钟，中场休息时间为15分钟。在全场比赛90分钟内打成平局后，需打加时赛，加时赛的时间为30分钟，上下两个半场各15分钟，中间不休息，只交换场地，采用突然死亡法进行比赛。若加时赛仍为平局，且必须决出胜负，则采用互相罚点球决胜负的办法。胜一场得3分，平一场得1分，负一场得0分。

在足球比赛中，裁判员根据足球规则赋予的权力，可以对比赛双方队员、教练等的不正当行为和犯规进行处罚、警告或罚出场，甚至取消比赛资格。助理裁决员协助裁判员执行规则，当球的整体越出边线或端线，应指明哪一方踢球门球，或掷界外球，或踢角球。当球的整体越过球门线时，助理裁判员持旗指向中圈，主裁判鸣哨判为胜一球。

足球技术是在足球比赛中所采用的合理行动和动作的总称。按使用目的可分为进攻技术和防守技术两大类；按表现形式则可分为传球、射门、接球、运球过人、顶球、掷界外球、抢截、守门员技术等。

足球比赛世界性大赛为11人制比赛，世界杯男子足球比赛、奥运会足球比赛、各大洲足球锦标赛等。5人制足球世界杯也相当吸引观众，3人制比赛以街头足球为主。青少年世界大赛有17岁以下少年足球赛、19岁以下青年足球锦标赛等。世界青少年足球联合会（World Youth Football Union，WYFU）成立，致力于世界青少年足球运动的推广，为青少年的健康成长搭建一个国际化平台，由瑞典、中国倡议，于2013年8月26日在中国香港成立，总部设于香港，是世界青少年足球的国际性组织，协会现有会员500多个。现在青少年足球基本分为6个阶段：U6-U8、U8-U10、U10-U12、U12-U14、U14-U16、U16-U18。

足球运动是一项集体体育项目，既有对抗，又有合作，通过足球运动可以培养青少年坚毅、顽强的意志品质和团结协作的合作精神。足球运动作为现代最受欢迎的体育运动，对青少年身心健康的维护和发展有积极的促进作用。青少年经常有规律地参加足球运动，可以使眼睛的瞳孔收缩，加大眼睛的聚焦力，从而预防近视的发生和控制近视的发展。

## 二、足球运动方案

青少年足球运动训练，对眼睛的锻炼具有很好的效果。具体训练方法有基本练习法、游戏法和业余比赛法等。

## （一）基本练习法

### 1. 单人练习

（1）手托球头顶球。手托球用额头轻轻顶球（图 5-47）。目的是增强青少年注意力，减少走神情况的发生；使青少年熟悉球性，增加球感。

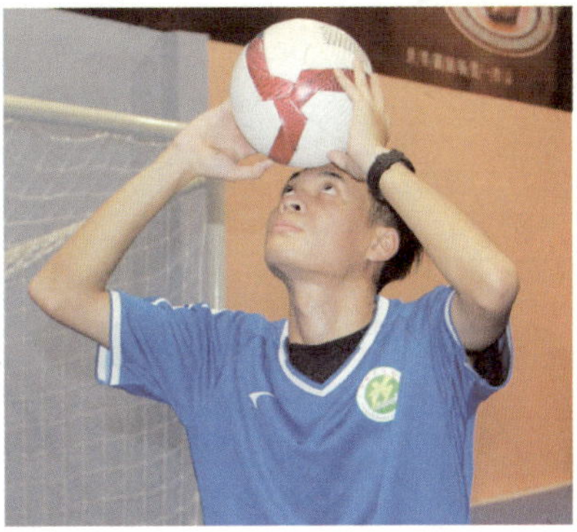

图 5-47 手托球头顶球

（2）原地头顶球。手抛起球，眼睛紧盯足球，用额头顶起足球，连续顶球（图 5-48）。目的是充分活动眼部肌肉，促进血液循环；体会正确的顶球动作和正确的击球点。

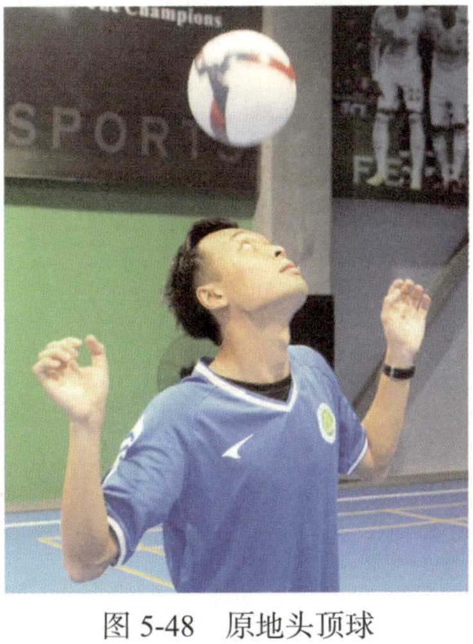


图 5-48 原地头顶球

（3）高抛（踢）足球接球。手（脚）用力向上抛（踢）足球，足球离地面 10 米以上，双眼直视，集中注意力观察足球的落点（图 5-49）。球在上升下落时，眼睛不可离开足球，用脚停球。

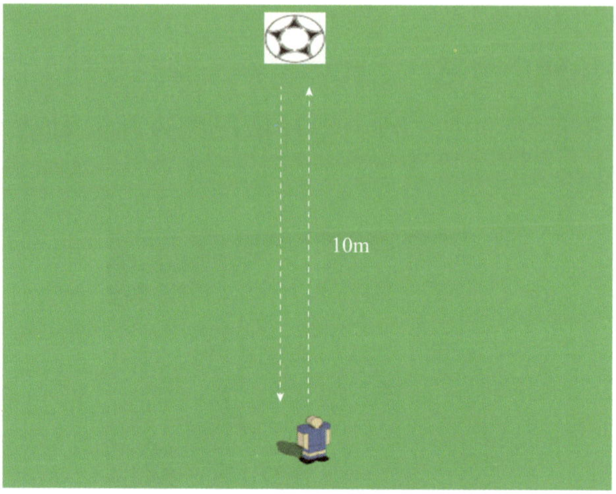


图 5-49 高抛（踢）足球接球示意图

## 2. 双人练习

（1）双人传接地滚球。两人一组，相距 3 米站立对传地滚球（图 5-50）。该练习方法能够充分激发眼睛的活力，提高青少年的反应力以及缩短做出正确判断所需要的时间。

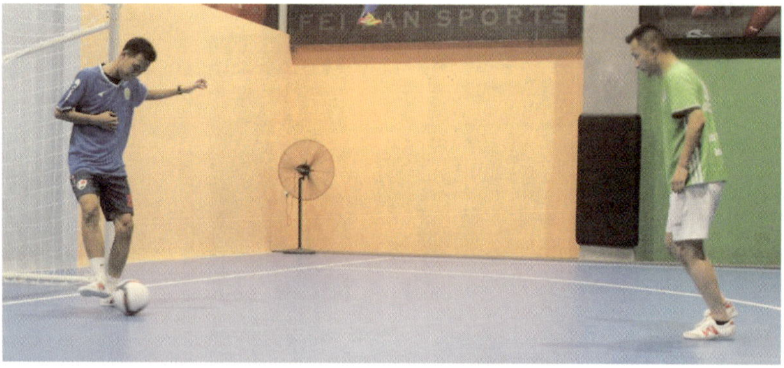

图 5-50 双人传接地滚球

（2）双人传接空中球。两人一组，相距 3 米站立对传空中球（图 5-51）。要求提高个人控球能力，能连续传球，做到球不落地。

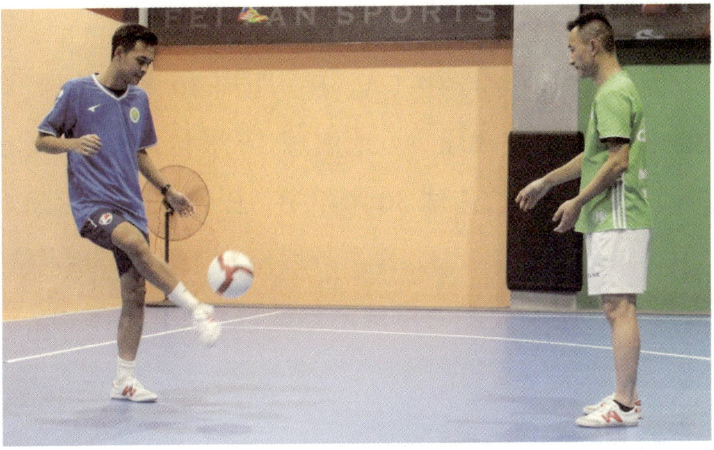


图 5-51　双人传接空中球

（3）足球场远方凝视。站在草地足球场上，10 米外摆放一个足球。不要眯眼，也不要总眨眼，全神贯注地凝视 25 秒，辨认草叶或树叶的轮廓。接着把左手掌举起，略高于眼睛前方 30 厘米处，从上到下看清掌纹，大约用时 5 秒。看完掌纹后再凝视远方的足球上的六边形花纹 25 秒，然后再看掌纹。10 分钟反复 20 次，一天做 3 次，视力下降厉害的可增加练习次数（图 5-52）。

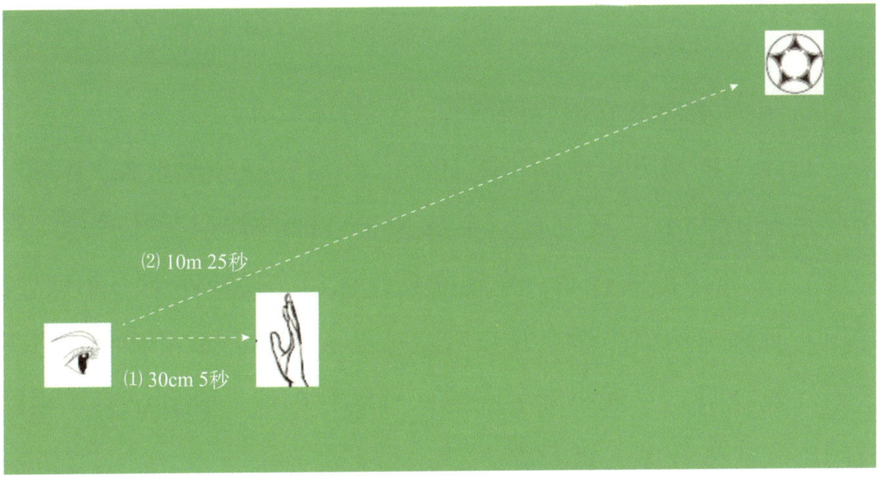


图 5-52　足球场远方凝视示意图

### 3. 三人练习

长短传接球。两名学生（A、B）距离 30 米长传球，学生 C 在他们的中间给他们做球。A 地滚球 15 米传球给 C，C 地滚球回传给 A，A 踢空中长传球 30 米给 B，B 停球并地滚球 15 米传球给 C，C 地滚球回传给 B，B 再外踢空中长传球 30 米给 A。传球时不要眯眼，眼睛要随着足球不停地转动（图 5-53）。

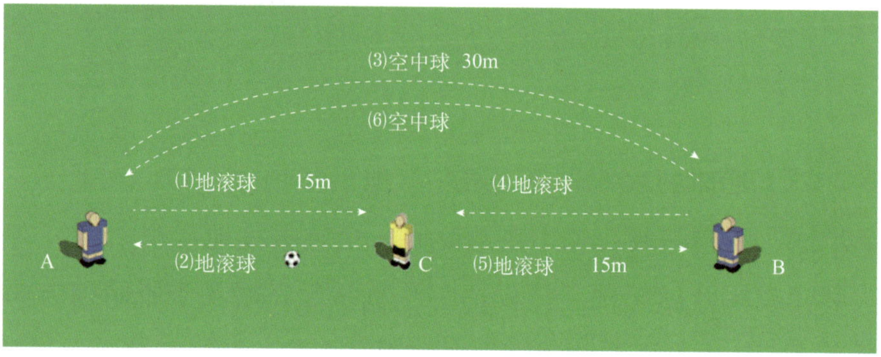


图 5-53　长短传接球示意图

## （二）游戏法

### 1. 转身快速分辨小球

将学生分为人数相等的两组，一名球员在距离 15 米（或 20 米、25 米）的地方原地碎步跑 10 秒，然后转身分辨出 A、B、C、D 点足球的大小，其中有一个球为 3 号球，其余为 4 号球（图 5-54）。不允许提前跑动，发现准确目标后，快速跑动至小球处，并用右脚踩球结束。学生转身观察球的大小时，不可眯眼，也不要不停地眨眼，发现小球后眼睛一直紧盯小球，直到结束。相同时间内完成人数多的组获胜。

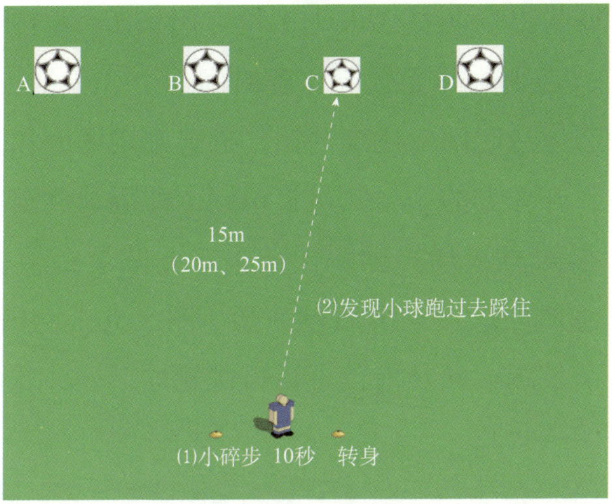


图 5-54 转身快速分辨小球示意图

### 2. “遛猴”游戏

4—5 名队员为一组，围成圆形站立，一人站于圆内，队员用脚依次运球、传球，圆内队员抢球，被抢到者替换圆内队员，站于中间抢球（图 5-55）。

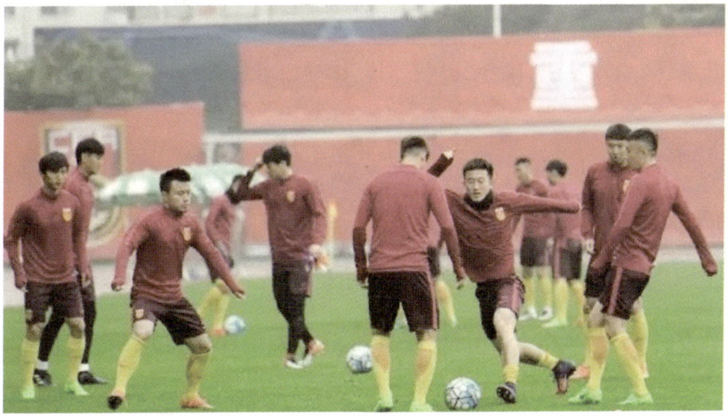

图 5-55 “遛猴”游戏

## （三）业余比赛法

### 1. 三对三比赛法

比赛场地尺寸为长 24—28 米，宽 14—16 米。采用国家标准

3 号足球。每队出场队员 3 人（不设守门员）。场上比赛队员不能少于 2 名，否则比赛无效。比赛时间为上、下半场，各 15 分钟，中间没有休息时间。比赛开始，掷毫选定场地和开球权。裁判员鸣哨后，开球方的一名队员将球踢（即踢动放定在比赛场地中央的球）至对方半场。球踢出前，双方队员必须在本方半场内，且非开球队的队员至少离球 3 米（图 5-56）。开球的队员在球未被其他队员踢或触及前，不得再次触球。替补球员可随时上场，进球多的队获胜。

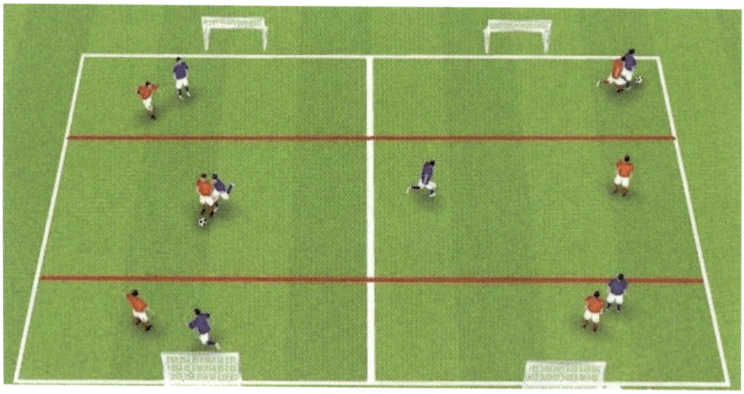

图 5-56　三对三比赛法示意图

### 2. 五对五比赛法

比赛场地长 25—42 米，宽 15—25 米。比赛采用国家标准 4 号足球。每队出场队员 5 人（包括各队守门员）。如果比赛前任何一队队员少于 5 人或在比赛中队员被罚出场到使场内队员少于 5 人时，该场比赛队员少的队为弃权，对方则 3:0 获胜，如对方进球数超过 3，则按实际进球数计。上、下半场各 25 分钟，中间休息 10 分钟。

比赛开始，掷毫选定场地和开球权。裁判员鸣哨后，开球方的一名队员将球踢（即踢动放定在比赛场地中央的球）至对方半场。球踢出前，双方队员必须在本方半场内，且非开球队的队员至少离球 5 米（图 5-57）。开球的队员在球未被其他队员踢或触及前，不得再次触球。替补球员可随时上场，进球多的队获胜。

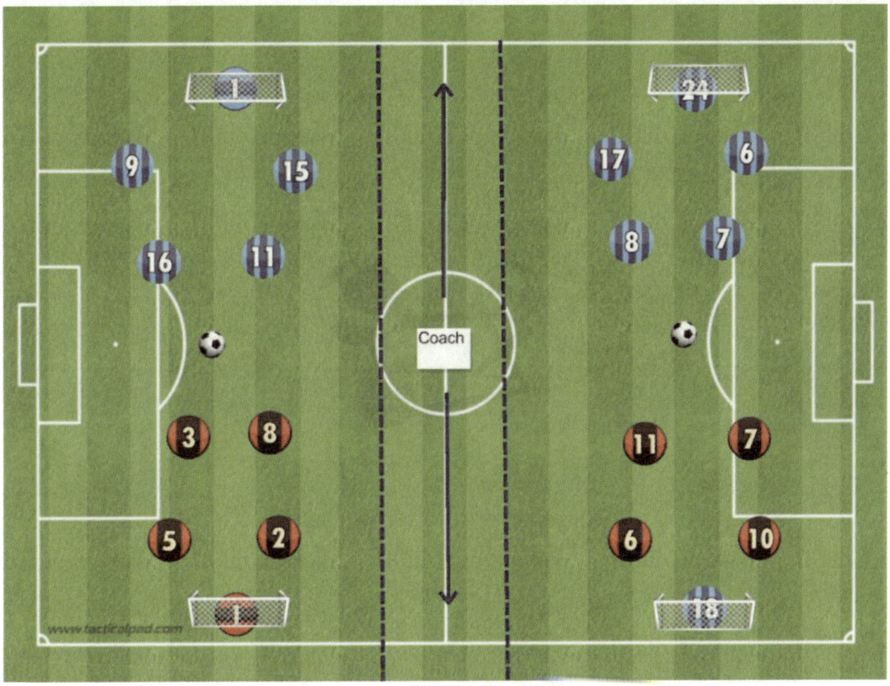


图 5-57 五对五比赛法示意图

### 3. 七对七比赛法

比赛场地长 45—75 米，宽 28—56 米。比赛采用国家标准 4 号足球。每队出场队员不得多于 7 人，其中必须有 1 人为守门员。如果比赛前任何一队队员少于 5 人或在比赛中队员被罚出场致使场内队员少于 5 人时，该场比赛队员少的队为弃权，对方则 2:0 获胜，如对方净胜球数超过 2 个，则按实际比分计。每场比赛准许换 3 个人。上、下半场各 30 分钟，中间休息 10 分钟。

比赛开始，掷毫选定场地和开球权。裁判员鸣哨开球方的一名队员将球踢入（即踢动放定在比赛场地中央的球）对方半场。球踢出前，双方队员必须在本方半场内，且非开球队的队员至少离球 7 米（图 5-58）。开球的队员在球未被其他队员踢或触及前，不得再次触球。进球多的队获胜。

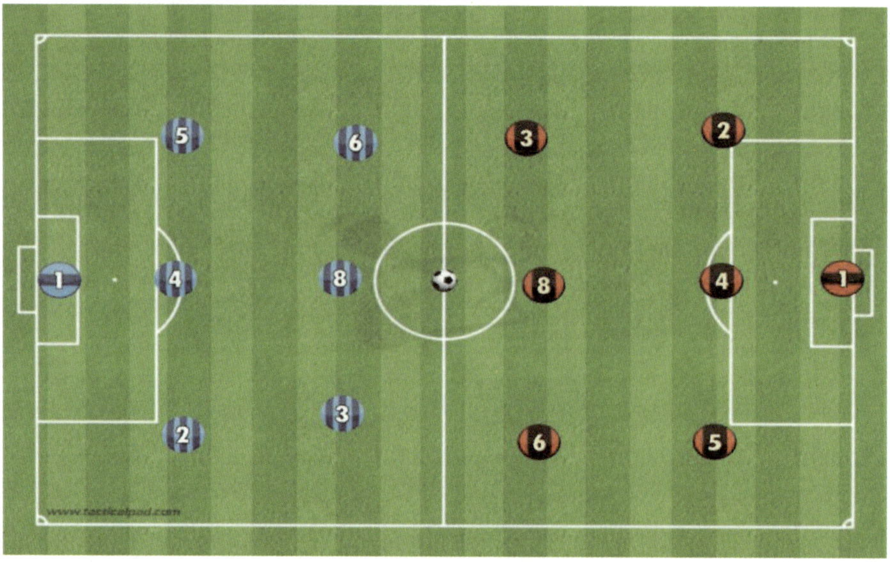


图 5-58　七对七比赛法示意图

## 第七节　路跑运动法

路跑运动作为当下流行的一项体育运动，吸引着越来越多的人加入，他们当中既有七八十岁的长者，又有四五岁的孩童；有运动健将，也有各种行业的业余爱好者。经常科学地进行路跑运动，不仅对人们的身体健康十分有益，而且对青少年的眼健康也有积极作用。

很多人听到路跑运动（图 5-59）会联想到马拉松，但马拉松不能完全诠释路跑运动。路跑运动的定义更广泛，一般来说，路跑是以健身强体为主题，并把其他文化形式融入跑步活动中的一种运动。早在 2000 多年前古希腊的山岩上就刻下了这样的字句："如果你想强壮，跑步吧！如果你想健美，跑步吧！如果你想聪明，跑步吧！”

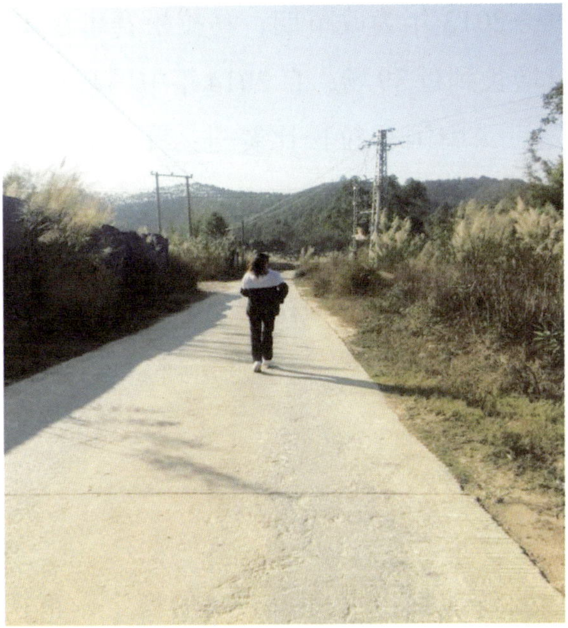

图 5-59　路跑

相传，在公元前 490 年波斯王一世的军队与雅典将军密尔查德斯在雅典的马拉松镇进行了一场激烈而持久的战争，最终雅典将军密尔查德斯带领的军队取得了胜利。为了把这来之不易的胜利的消息第一时间分享给都城的子民，将军派出军中最擅长长跑的战士菲力比斯，让其带着胜利的喜讯回雅典，菲力比斯连夜奔跑，当他竭尽全力跑到都城时，向人们高声喊出“我们胜利了，雅典胜利了，雅典人胜利了”。在胜利的呼声中，这个年轻的士兵在人群中倒下。菲力比斯用年轻的生命为雅典人民带来了喜悦，当时从马拉松战胜地到雅典的距离为 42.193 千米。

现代奥林匹克之父顾拜旦为了纪念菲力比斯这个希腊民族英雄，也为了更好地继承奥林匹克精神，在 1896 年的第一届现代奥林匹克运动会上，举办了第一场马拉松比赛。从 1981 年，我国首次在北京举办马拉松比赛以来，中国马拉松比赛的发展大致分为3个阶段：1981—1997年为第一阶段，马拉松为竞赛体育服务；1998—2013年为改革期，马拉松赛事逐步向大众开放，全国赛事数量增长到近39场；自2014年中国政府实施“放、管、服”的政策之后，中国马拉松比赛进入了快速发展的阶段。其中，2007年是一个标志性的新起点。2007年以前，中国每年举办的马拉松赛事也不过四五次，而2007年一跃达到14次。至2018年底，中国已有285个地级城市举办过路跑运动的相关赛事，路跑运动在中国的城市覆盖率也达到85.33%。

## 一、青少年路跑运动

跑步动作要领包括：保持头与肩的稳定，正视前方，以肩为轴地前后摆臂，大腿和膝盖用力向前摆动（不是向上抬）。跑步的时候避免腿部侧向动作，因为面向正前方时，侧面的腿部动作是多余的，容易导致膝关节以及踝关节的损伤，正确的姿势是大腿向正前方迈进。跑步的时候还要注意胯部的扭动幅度不能太大，扭胯幅度超过10° 就可能导致髂胫束摩擦综合征，还容易出现肌肉和韧带拉伤。

《综合防控儿童青少年近视实施方案》强调：强化体育课和课外锻炼，确保中小学学生在校时每天1小时以上体育活动时间。在教学场地不足的情况下，校园路跑运动日益受到广大学生的喜爱。校园路跑运动是阳光体育的具体体现，也是其灵活的诠释，它可以弥补场地器材的不足。近年来，各中小学纷纷响应国家阳光体育一小时的号召，开展大课间活动，但一些学校组织的大课间单调、乏味，缺乏新意，学生未能真正参与其中。路跑简单、易操作，教师可以设计灵活、多样的活动形式，调动学生参与活动的积极性，达到锻炼身体的目的。同时，路跑也很适合青少年，他们活泼好动，跑跑跳跳是他们喜欢也乐意去做的事，正所谓兴趣是最好的老师。

## 二、路跑的运动方案

路跑是一项对人体十分有益的运动项目，同时在眼健康方面也发挥着重要作用。具体的训练方法有障碍跑训练法、亲子接力跑训练法、山地越野跑训练法。

### （一）障碍跑训练法

在 5000 米障碍跑中，教师可以这样设置障碍：第一，在途经的路上放置一些跨栏架，栏架可以高低不一，有些需要学生爬过去，有些需要学生跨过去；第二，在途经路上设计水坑，要求学生跨越水坑；第三，在途经路上设计障碍网，学生需要爬过障碍网。

### （二）亲子接力跑训练法

现在一些家庭中，子女与父母之间沟通少，父母忙于工作，子女忙于学习，这既不利于家庭和谐，也不利于他们的身体健康。亲子接力跑可以让大小朋友都动起来，参与其中。比赛的形式为：在听到起跑声音后，父亲（母亲）牵着孩子的手一起跑，跑出一定距离后需进行两人三足跑（100 米左右），接着再一起完成 1000 米左右的跑步；之后，一起进行双人跳绳；最后 10 米进行负重背，父亲（母亲）背或抱起孩子到达终点（其间孩子脚不能落地）。

### （三）山地越野跑训练法

一些青少年缺乏锻炼，接触大自然也很少，通过山地越野跑训练，不仅可以亲近自然，而且可以达到锻炼身体的目的。可选择山间小路和公路结合的方式，青少年通过跑或徒步走的形式完成比赛。

在山地越野跑过程中，许多因素给青少年带来不同于路跑的体验，比如越野跑的路面情况多有变化（如水泥地、草地、石子路，甚至泥地等）。除此之外，越野跑免不了各种坡度的上下坡。

越野跑的技巧包括：第一，越野跑的配速和强度是靠跑者的感觉掌控的，与跑程和路线的难易程度有关。在不平整的道路上进行越野跑时，青少年可以尝试小步慢跑，目光聚焦在前方 5—10 米处，这样便于尽早发现路面的障碍物。第二，在坡度不大的山地上进行上坡跑时，步幅要小，蹬地不要太用力，头抬高，背部挺直，用力摆臂。如果遇到很陡的上坡，要走上去而不是跑上去。要注意合理地分配力量，保持体力。第三，下坡的时候，为了稳定重心和减少膝关节的负荷，青少年要将重心落在足中和足跟上，步幅变小，身体稍向后仰。

## 第八节　定向运动法

定向运动就是利用地图和指北针依次到达地图上所示的各个地点，以最短时间到达所有地点者为胜。“定向运动”一词起源于 1886 年的北欧瑞典，距今已有一百多年的历史，当时，定向运动主要是在军营中为锻炼士兵而开展的项目。瑞典士兵通过定向运动的培训，能在地形复杂的地方辨别方向，在散布的湖泊、丛林、山地中判断自己的位置，选择正确的行军路线，以提高个人的越野能力。

第一场面向大众的定向运动比赛于 1897 年 10 月在挪威举办，参加这场定向运动比赛的只有 8 个人。慢慢地，随着定向运动走向社会，参与的人也逐渐增多，到了 1919 年 3 月已经达到 217 人。随后，定向运动在各国也得到快速发展。

定向运动是一项符合大众需求的、有魅力的体育锻炼项目，是符合全民健身政策的运动。第一，定向运动是一个在自然环境中开展的健身娱乐项目，运动场地随机、灵活，在球场、田径场、小花园、公园、村庄、山地等都可以进行一场有趣的定向运动。很多体育项目因场地不足而无法开展，定向运动却从不存在这样的担忧。第二，定向运动者人群广泛，可以是一个三四岁的孩童，也可以是一个八九十岁的老者，可以是一个健全的运动健儿，也可以是一个靠轮椅的残疾者，因此普及性强。第三，定向运动所需要的体育器材简单，就是一张地图和一个指北针，简易的器材对参与者的消费要求低，地图和指北针都是可以重复使用的，符合大众的消费观，几乎不存在因消费不起而无法参与的问题。

定向运动是益智与娱乐相结合的项目，参与者需要在读图的过程中充分考虑选择路线的便捷性、自身体能以及在运动过程中可能遇到的情况，如迷路等。这就需要参与者运用自己的智慧去解决这些问题，所以它是大众平淡生活中的“调色剂”。

## 、青少年定向运动

我国最早开始定向运动的是香港，随后传入内地，并在全国范围开展。定向运动慢慢大众化，高校也掀起定向运动的热潮，相继开展定向运动课程，一些高校更是将定向越野课设为体育专业学生必修课、非体育专业的公共选修课，并且定向运动可以与古建筑、文化、交流学习等相结合，例如近年来我们耳熟能详的南粤古驿道、最美中国等相关活动的举办。

定向运动分类繁多：按其竞赛项目分，主要有定向越野赛、滑雪定向赛、自行车定向赛和轮椅定向赛；按竞赛种类分，主要有日间定向赛、夜间定向赛和日夜交替定向赛；按竞赛形式分，主要有百米赛、短距离赛、中距离赛、长距离赛、积分赛、接力赛等。

一场定向赛的基本过程包括：第一，方向北对北。时刻要做到人在实地走，心在图上留。在跑动的过程中时常对一下北，出发时一定要确定好方向。第二，找起点。当拿起定向地图时可迅速找到起点（图中三角形为地图的起点），在跑动过程中丢失站立点时，应冷静下来，减小失误。在实地中寻找明显的参照物，重新标定站立点，不可乱跑。第三，路线选择。两点之间直线最短，路线有左、中、右三条路线可供选择，如果中间线路被遮挡，那么考虑左、右两条路线，结合自身的体能和能力选择适合自己的最佳路线。第四，选取参照物。参照物可引导参赛者到达终点，参照物一般选为高大而明显的、不可移动的物体，如灯塔、池塘、房子、山丘、山谷等。第五，执行路线。没有大的错误就勇敢一点，大胆地去执行自己选择的路线，不犹豫。一条线路选择下来，参赛者必须有一个思路，如要怎么走，会看到什么，然后抬头去看实地、实景进行比较。

《综合防控儿童青少年近视实施方案》还强调，儿童青少年近视的防控要按照动静结合原则、视近视远交替原则进行，可以有序组织和督促学生在课间时到室外活动或远眺，防止学生持续、疲劳用眼。定向运动十分符合这一要求。定向运动需要青少年在高速奔跑过程中，边跑边看图，在此过程中，眼睛的动静、视近视远反复进行；看图时，每一个细节都是决定其能否找到目标点的关键，如图上表示大树和水龙头同样用一个小圆圈表示，但圆圈却是不同的颜色，大树是绿色、水龙头是蓝色，若其中这两者没区分开来，就可能找错。这就要求睫状肌在读图过程中高度紧张。

定向运动是一项布置好点标后容易组织的活动，而且现在大多数学校采用固定点标，在这种形式下，学生在课间十分钟都能进行一场定向运动。它可以充分调动学生参与的积极性，同时也使其疲劳的双眼得到放松。所以，定向运动十分适合用于防控儿童和青少年近视。

## 二、定向运动方案

定向运动具体的训练方法包括识图训练法、指北针训练法、校园短距离训练法等。

### （一）识图训练法

识图训练是定向运动的第一门课，通常地图的设计会选择一些比较易见的点，如一棵明显的大树下、大石头旁等。初学的青少年可以在老师的带领下走访地图上的每一个点。青少年在拿到地图后，可以先简单阅读地图中的信息，借助周围环境摆正地图，然后确定站立点是不是地图的起点；确定起点后，再找到地图要求到达的第一个目标点，找到后不要急着走，应确定哪条路线为最佳路线，然后再寻找，寻找过程中要时刻用自己的拇指按压地图上走到的位置；找到目标点后，应先确定点的代码再正确打点，如此类推，依次寻找地图要求到达的目标点。若在过程中迷路，青少年不要慌，可以借助周围的突出建筑或水池等重新定位。

### （二）指北针训练法

第一步：指北针归零。首先将指北针水平放置（同时地图也需水平放置）；然后转动内环，使环外的北方零刻度（N）与环内的指针指示北方的位置（N）重叠，且磁针（红色端）也指向（N）点位置。第二步：摆地图。一般定向地图的方位是上北、下南、左西、右东。青少年可以正确判断出实际环境下的北时，就可以将地图的上方对准现实的北方，此时地图已摆正。在指北针训练过程中，青少年可以在一个小花园中，通过挖空图中的一些标志物来进行训练，这样借助不了实地环境，就只能强迫自己通过指北针来定位和确定距离。

### （三）校园短距离训练赛法

在学生掌握定向运动的入门知识（识图和指北针的使用）后，教师就可以开展一场简单的校园短距离训练赛。学生在拿到地图后，可以根据指北针和实地环境将地图摆正，找到三角形起点，迅速在图中找到一号目标点，通过慢跑到达目标点（建议不宜速度过快，以免错过目标点或者地图与实地无法结合），然后根据地图的要求依次完成每个目标点，直至到达终点完成任务。

# 参考文献


陈光伟，冯嘉诚，陈洪淼．动态视力与乒乓球球龄的横向研究．体育科学研究，2018，22（1）：66-70.

陈文诗，陈青山，林汉生，等．澳门 2005 年小学生近视现况及影响因素分析．中国学校卫生，2009，30（1）：48-49.

董彦会，刘慧彬，王政和，等．2005—2014 年中国 7—18 岁儿童青少年近视流行状况与变化趋势．中华预防医学杂志，2017，51（4）：285-289.

杜进荣，胡小浪．论近视的运动干预机制与运动处方的制定．南昌高专学报，2012，27（2）：173-175.

樊泽民，刘立京，张伟，等．教育部落实《综合防控儿童青少年近视实施方案》进展综述．中国学校卫生，2019，40（10）：1449-1452.

葛坚，王宁利．眼科学．北京：人民卫生出版社，2015.

黄学林，卢艳霞，王文静，等．广东省学龄前儿童近视眼的流行病学调查．实用医学杂志，2007，（22）：3615-3617.

黄燕玲．乒乓球左推右攻运动对儿童眼视力影响的实验研究．广州体育学院，2020.

金刚，陈健，陈钢，等．三项球类运动改善小学低年级学生动态视敏度的效果．中国康复理论与实践，2019，25（11）：1279-1282.

赖建强，荫士安．中国儿童维生素 A 缺乏症．// 中国营养学会．中国营养学会第九次全国营养学术会议论文摘要汇编．中国营养学会，2004.

李良，徐建方，路瑛丽，等．户外活动和体育锻炼防控儿童青少年近视的研究进展．中国体育科技，2019，55（4）：3-13.

刘远珑，陈国智，江茂松，等．乒乓球运动对远视性屈光参差性弱视患儿效果分析．福建医药杂志，2018，40（1）：76-78.

娄晓民，胡全忠．学生近视遗传度的分析．中国学校卫生，1994，15（2）：

139-140.
吕姿之．儿童眼球的发育与近视的形成．生物学通报，1982，5：14.
马志芳．体育保健明目体操的创编及对青少年近视防治效果研究．哈尔滨体育学院，2017.
沈李，杨晨皓．近视儿童血清维生素 D 水平研究．中国眼耳鼻喉科杂志，2015，15（2）：94-97.
宋绍兴，王凤阳，李颖．乒乓球运动对青少儿视力影响的对比研究．中国体育科技，2002，38（11）：18-19.
睢瑞芳．高度近视眼及相关眼遗传病的分子遗传学研究．中国协和医科大学，2007.
孙艺，林蓉，熊莉华，等．广州市学生视力不良与户外活动时间关系．中国学校卫生，2019，40（7）：997-1000.
陶易，巩方文，庄家毅．2018 年连云港市儿童青少年近视状况．江苏预防医学，2019，30（6）：691-692.
汪杰，杨昌林，范冬森，等．乒乓球运动对改善学生视力的实验研究．湖北体育科技，1998，（4）：95-96.
王路，黄剑辉，夏志伟，等．北京市 2010—2016 年中小学生视力不良检出结果分析．中国学校卫生，2019，40（10）：1539-1541.
翁蕾鸣，王昕，王沥，等．近视与遗传．遗传，2006，28（4）：486-492.
吴向宁．乒乓球锻炼对 6—9 岁年龄段儿童视力的影响与建议．四川体育科学，2018，37（4）:34-38.
肖柏娟．乒乓球与中长跑对 7—8 岁小学生假性近视改善的实验对比探讨．山东体育学院，2012.
杨汴生，张丁，何健，等．河南省学生视力不良现状及影响因素分析．中国学校卫生，2013，（5）：562-564.
曾霞，潘德鸿，刘金东，等．辽宁与广东两省中小学生视力不良现况比较．中国学校卫生，2016，37（12）：1848-1850.
张娟美，吴建峰，毕宏生．青少年近视发生发展的相关环境因素及机制研究进展．眼科新进展，2014，34（12）：1193-1196.
张洋，何玲．中国青少年体质健康状况动态分析——基于 2000—2014 年四次国民体质健康监测数据．中国青年研究，2016，（6）：5-12.

张泽宇 . 乒乓球练习对改善近视儿童视力影响的实验研究 . 山西师范大学，2014.

赵青峰 . 运动对青少年视力的影响研究 . 江西科技师范学院，2011.

庄全 . 体育锻炼对高中生近视状况影响的研究 . 运动，2016，（19）：47-48.

Bourne R R，Stevens G A，White R A，et al. Causes of vision loss worldwide，（1990-2010）：A systematic analysis.Lancet Glob Health，2013，1（6）：e339–e349.

Edwards M H. The development of myopia in Hong Kong children between the ages of 7 and 12 years：A five-year longitudinal study. Ophthalmic and Physiological Optics，1999，19（4）：286-294.

Grzybowski A，Kanclerz P，Tsubota K，et al. A review on the epidemiology of myopia in school children worldwide. BMC Ophthalmology，2020，20（1）：1-11.

He M G，Xiang F，Zeng Y F，et al. Effect of time spent outdoors at school on the development of Myopia Among Children in China：A Randomized Clinical Trial. JAMA，2015，314（11）：1142-1148.

Ho C L，Wu W F，Liou Y M. Dose–response relationship of outdoor exposure and myopia indicators：A systematic review and meta-analysis of various research methods. International Journal of Environmental Research and Public Health，2019，16（14）：2595.

Holden B A，Fricke T R，Wilson D A，et al. Global prevalence of myopia and high myopia and temporal trends from 2000 through 2050. Ophthalmology，2016，123（5）：1036-1042.

Jones-Jordan L A，Sinnott L T，Manny R E，et al. Early childhood refractive error and parental history of myopia as predictors of myopia. Invest Ophthalmol Vis Sci，2010，51（8）：115-121.

Li S M，Li S Y，Kang M T，et al. Near work related parameters and myopia in Chinese children：The anyang childhood eye study. PLoS One，2015，10（8）：e0134514.

Multi-Ethnic Pediatric Eye Disease Study Group. Prevalence of myopia and hyperopia in 6- to 72-month-old african american and Hispanic children：

the multi-ethnic pediatric eye disease study. Ophthalmology，2010，117（1）：140-147.

Pan C W，Dirani M，Cheng C Y，et al. The age-specific prevalence of myopia in Asia：A meta-analysis. Optometry and Vision Science，2015，92（3）：258-266.

Read S A，Collins M J. The short-term influence of exercise on axial length and intraocular pressure. Eye，2011，25（6）：767-774.

Rose K A，Morgan I G，Ip J，et al. Outdoor activity reduces the prevalence of myopia in children. Ophthalmology，2008，115（8）：1279-1285.

Rudnicka A R，Kapetanakis V V，Wathern A K，et al. Global variations and time trends in the prevalence of childhood myopia，a systematic review and quantitative meta-analysis：Implications for aetiology and early prevention. Br J Ophthalmol，2016，100（7）：882-890.

Theophanous C，Modjtahedi B S，Batech M，et al. Myopia prevalence and risk factors in children. Clinical Ophthalmology（Auckland，NZ），2018，12：1581.

Tideman J W，Snabel M C，Tedja M S，et al. Association of axial length with risk of uncorrectable visual impairment for Europeans with myopia. JAMA Ophthalmol，2016，134（12）：1355–1363.

Xiong S，Sankaridurg P，Naduvilath T，et al. Time spent in outdoor activities in relation to myopia prevention and control：A meta-analysis and systematic review. Acta Ophthalmologica，2017，95（6）：551-566.

You X，Wang L，Tan H，et al. Near work related behaviors associated with myopic shifts among primary school students in the Jiading District of Shanghai：A school-based one-year cohort study. PLoS One，2016，11（5）：e0154671.